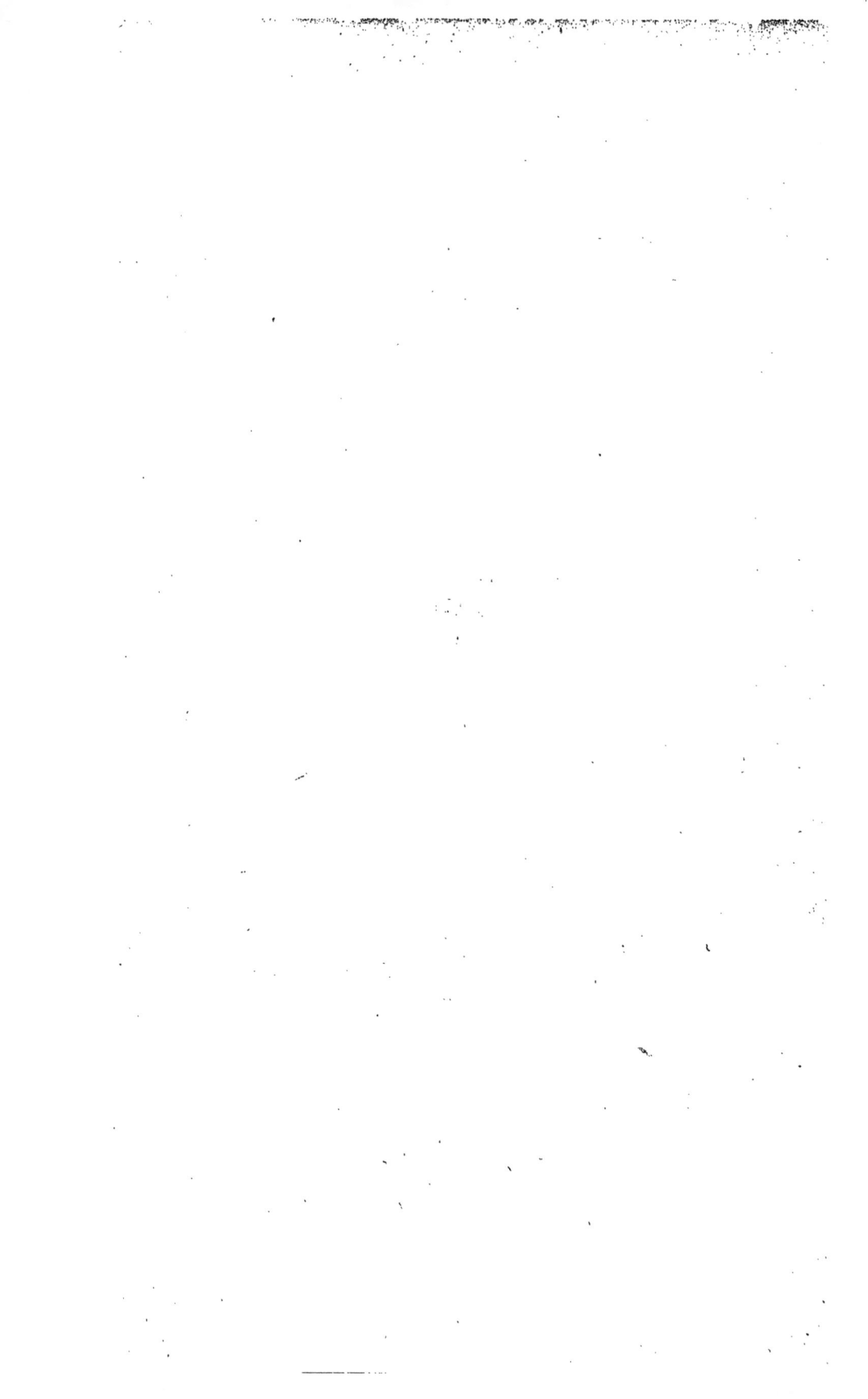

T^{19}_{79}.

T. 2660.
Aero.

DISSERTATION

SUR

LA MÉDECINE,

Où l'on prouve que l'homme civilisé ou l'homme moral est plus sujet aux maladies graves, que l'homme qui vit dans l'état de nature;

FAIT

Par le Sieur Jean-Antoine TALLAVIGNES,

MAITRE EN CHIRURGIE A MÉRINVILLE,

DIRECTEUR DE L'HOSPICE, CHIRURGIEN DES PAUVRES.

Natura morborum medicatrix.

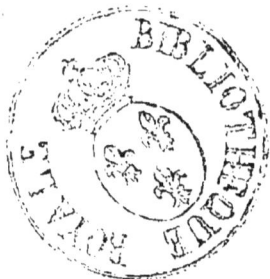

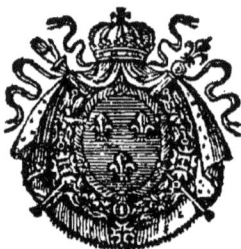

A CARCASSONNE;

CHEZ B.-V. GARDEL-TEISSIÉ, IMPRIMEUR DE SON ALTESSE ROYALE MONSEIGNEUR DUC D'ANGOULÊME.

1821.

A M. RAMBAUD,

MAIRE DE LA COMMUNE DE MÉRINVILLE.

MONSIEUR,

CELUI qui se destine à la médecine entre dans une carrière bien difficile à parcourir. Il faut avoir reçu de la nature les sciences bien naturelles pour porter des secours avantageux à l'humanité souffrante. Que de tempéramens divers et difficiles à connoître, dit le célèbre Barthés! on ne peut les connoître individuellement que par approximation. Que d'agens différens sans nombre ne contribuent pas journellement à conduire le praticien dans la plus grande erreur; erreur souvent reconnue par le médecin le plus éclairé! Alors il jette un regard avec confiance sur ce qu'on appelle nature, qui, depuis que la médecine a pris naissance, jusques à ce jour, a tiré du bord du tombeau des millions d'hommes, à qui cette puissante médecine n'avoit jamais pu redonner la santé. C'est d'après quelques expériences que j'ai faites auprès des malades, que j'ai été engagé à écrire quelques mots sur cette partie étrangère à la chirurgie, à laquelle je me suis livré souvent ; cependant compliquées, on est de force obligé de les traiter ensemble. Voilà d'où vient que j'ai rassemblé quelques matériaux qui m'ont servi à former un petit corps de doctrine pratique. Si mes concitoyens ne trouvoient pas assez d'étendue, ni des lumières suffisantes pour les éclairer et les satisfaire, je les prie d'être indulgens à mon égard : mes vœux et mon unique objet ont été de me rendre utile à mes semblables.

Je finis, Monsieur, en faisant des vœux pour la prospérité de votre personne et de votre famille, avec lesquels je suis

Votre très-humble serviteur,

Tallavignes.

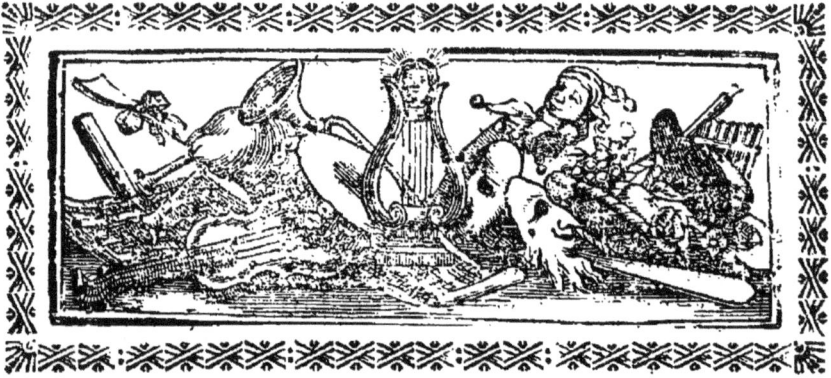

DISSERTATION

SUR LA MÉDECINE,

Où l'on prouve que l'homme civilisé ou l'homme moral est plus sujet aux maladies graves, que l'homme qui vit dans l'état de nature.

PREMIÈRE PARTIE.

La Médecine agissante est-elle préférable à l'expectante, et celle-ci à l'agissante; et à quels signes le Médecin reconnoît qu'il doit agir, ou rester dans l'inaction ?

L'Homme en sortant des mains de son Créateur, et aussitôt qu'il eut péché, fut sujet à des maladies. Tout simple qu'il étoit, exposé à l'intempérie des saisons, n'ayant aucune expérience pour éviter le danger, presque seul dans le monde, il ne pouvoit trouver d'autre secours, dans l'état de maladie, que dans la nature. Sa sagesse, motif puissant, étoit un grand préservatif. Fort dans son physique, peu dans son moral, voilà ce qui faisoit son bonheur. S'il étoit dans certains cas sujet à quelque légère indisposition, l'eau seule étoit l'unique remède qu'il mettoit en usage pour se guérir. Par gradations et insensiblement les hommes se multiplièrent, ils n'en conservèrent pas moins pendant très long-temps l'état de nature ; cette conduite et l'accord qu'ils démontroient pour le désintéressement d'une vie toute nouvelle, qui dans le fait ne faisoit qu'une famille. Dans l'ordre des choses, cela étoit aussi un grand préservatif des maladies. Si les hommes ont vécu si long-temps, comme nous voyons par le rapport que nous en fait l'Histoire sainte, on ne peut l'attribuer qu'à l'état de simplicité où ils vivoient alors. Il est rapporté dans l'Histoire ancienne par les naturalistes, tels que Pline, Platon, et Tournefort dans ses voyages du levant page 406, qu'il est infiniment vraisemblable, que le premier peuple a occupé la partie d'Alante sur le grand plateau de la Tartarie, vers les hauteurs de Salin-Guihoi. Ce climat n'étoit point assez brûlant, pour que l'homme n'y fût revêtu que de sa pudeur ; on y tressoit des habits légers, avec une écorce de roseau couverte d'un duvet très-doux et très-lustré, qu'on faisoit passer ensuite par la teinture des coquillages dont on tire la pourpre. Les alimens de ce peuple étoient aussi simples que ses besoins. Une espèce de calebasse, née de la tige d'un roseau, trempée dans l'eau chaude, broyée cuite, formoit son pain ; l'eau étoit sa boisson ; il ne chargeoit le reste de sa table que des fruits du pays, qui venoient sans culture. Dans la suite, la chasse fit naître à ces insulaires, le désir dé-sordonné de manger la chair des animaux paci-fiques, qu'ils faisoient tomber avec leurs flèches ; mais jamais ils n'y joignoient ces raffinemens dan-gereux inventés chez les peuples corrompus et dans la cuisine de leurs épiciers.

Il ne faut pas s'étonner qu'avec ce genre de vie,

et l'absence des passions, ces peuples prolongeassent un peu plus long-temps que nous leur carrière ; ils parvenoient d'ordinaire jusques à plusieurs siècles sans avoir éprouvé les atteintes cruelles des maladies et de la douleur. A cet âge l'homme qui vit dans ce siècle ne peut jamais parvenir, par des raisons que nous dirons dans la suite.

Il faut donc croire, soyons raisonnables, que dans l'état de nature l'homme physique, d'après les lois de son organisation, est doué des forces qui constituent ce qu'on appelle vie, et qui furent nommées méditrices, par cela seul qu'elles suffisent chez lui pour opérer des coctions et des crises, et chasser au debors le poison morbifique. Hypocrate l'a parfaitement entendu, puisqu'il l'a dit dans son I.er Livre des Epidémies. A la vérité l'homme moral, comme l'homme physique, a bien, si l'on veut, la même organisation ; mais il a cette différence incontestable, c'est qu'on est d'autant plus affoibli, qu'on est plus avancé dans les progrès de la civilisation, tandis que l'autre est d'autant plus fort, qu'il vit plus près de la nature. On voit chez ce dernier les forces vitales réagir contre la maladie avec tout l'appareil inflammatoire, tandis que l'autre, qui n'a qu'un partage foible et sans vigueur, développe à peine un mouvement foible. Ces vérités sont telles, que je ne finirois pas si je voulois citer les faits qui viennent à l'appui. Sindeham, Balive n'ont cessé de nous dire que, depuis Hypocrate jusques à nous, les maladies ont perdu ce caractère aigu que l'on trouve fortement exprimé dans les Epidémies du Père de la médecine, et successivement dans les ouvrages de tous ceux qui ont marché sur les traces de ce grand homme.

A la vérité nous voyons combien les maladies aiguës sont rares, avec quelle facilité elles dégénèrent en chroniques. De ce nombre sont les

raguitis, la gale, les dartres, la vérole, le scorbut
et les écrouelles; que ces maladies, quoique hu-
morales, n'ont pas de crises; par cela seul elles sont
empiriques; et que l'art de les guérir est aussi
délicat que difficile, et impossible dans bien des
cas. Concluons, comme dit le professeur Grimaud,
que cette vigueur de la nature qui avoit foibli déjà
du temps de Galien, foiblit chaque jour davantage,
et qu'elle tend incessamment à introduire dans la
constitution de l'homme une énervation dont il
nous est impossible de marquer le terme.

Il ne faut attribuer cette foiblesse et cette énervation qu'à l'homme; s'il avoit voulu vivre dans
l'état de simplicité où la nature l'avoit placé, il
auroit triomphé de toutes les maladies dont il
auroit pu être atteint, parce qu'elles étoient simples
et d'une nature à être facilement conduites à une
guérison radicale, parce que l'homme étoit exempt
de passions et de vices. Voilà pourquoi on ne
mettoit en usage qu'une boisson qu'on appeloit
hydromel, pour le conduire à une guérison radicale.
Mais avant ce temps l'homme étoit sauvage; on
ne peut le nier, puisque tous les hommes ne sont
pas encore civilisés. Mais ceux qui le sont, ont-ils
gagné dans ce changement ? Cette question n'est
pas l'objet de mes recherches; tout ce que je puis
dire ici se réduit aux considérations suivantes.
Dans l'état de nature, subsistance et reproduction;
voilà tous les besoins de l'homme. Dans l'état de
civilisation, ces besoins même nous sont funestes;
l'art de préparer les alimens donne naissance à
des maladies meurtrières, et dès l'aurore de nos
désirs, l'amour, dit le docteur Venète, fait le
poison des cœurs brûlans et sensibles. L'homme
physique ou l'homme de la nature n'avoit que
quelques maladies, provenant la plupart de l'intempérie des saisons : l'homme moral ou l'homme

civilisé, outre l'action des agens physiques à laquelle il ne peut se soustraire, est de plus soumis tous les jours à l'influence des passions sans nombre qui l'assiègent dans la cité, et qui sont la cause d'un grand nombre de maladies, que le grand Sauvages, professeur de Montpellier, portoit de son vivant à deux mille quatre cents espèces. Ainsi l'homme civilisé a non-seulement les maladies de l'homme physique, mais encore celles de l'homme moral. En effet, dans quel état se trouve-t-il, lorsqu'il vient, ou par accident ou autrement, à perdre une épouse chérie, je parle de celui dans l'état de mariage qu'il n'avoit que depuis quelques jours avec lui; l'homme de guerre qui par imprudence perdra une bataille qui décide du bonheur ou du malheur d'un empire; le bourgeois qui, par un coup d'imprudence, se verra traduit devant un tribunal criminel qui le conduira à la perte de son honneur et de tous ses biens; l'artisan qui se trouve sans travail, chargé d'une famille nombreuse; le cultivateur sur le point de moissonner ses récoltes, qui les verra enlevées par un orage, des grêles et des pluies, dont les traits font verser des larmes; le négociant, son commerce perdu par l'effet des banqueroutes frauduleuses de la part de ceux à qui il avoit donné sa plus grande confiance; le travailleur de terre chargé d'une famille nombreuse, sans travail pour ses mains, manquant absolument du nécessaire; et l'homme le plus parfait des êtres, naturellement grand et sensible, toutes ces causes réunies ensemble, à combien de maladies ne donnent-elles pas lieu de naître? Il est donc prouvé d'une manière visible que l'homme civilisé est beaucoup plus sujet à un grand nombre de maladies que l'homme qui vit dans l'état de nature. Il est manifeste qu'en cherchant d'un côté à vouloir être heureux, il n'a pas moins contribué de l'autre à

abréger ses jours et à vivre continuellement dans
des infirmités sans nombre.

Tous ces faits ne sont que malheureusement trop
vrais ; et combien encore d'autres causes sans
nombre qu'il m'est impossible de décrire, d'après
le rapport des médecins, ne sont pas funestes à
l'homme moral ! A cette peinture effrayante il me
semble entendre les ennemis de Rousseau s'écrier
une seconde fois encore : Quoi ! faut-il détruire
les sociétés, anéantir le tien et le mien, retourner
vivre dans les forêts avec les bêtes sauvages ? Je
réponds : Non ; nous sommes trop loin de l'état de
nature, pour abandonner la ville ; vouloir habiter
les forêts, seroit un essai aussi funeste que si
on vouloit transporter un Parisien dans le climat
de la Sibérie. Mais ce pays est habité, des
hommes y vivent ? je le sais : mais tout cela est
l'effet de la simple habitude ; c'est par elle que
des sauvages vont tout nuds et qu'ils dorment à
terre lorsqu'ils sont fatigués ; c'est par elle que
tout un peuple vit de la chair putréfiée et se
porte fort bien ; c'est par elle que les Turcs
prennent de si fortes doses d'opium pour s'exciter
au plaisir. L'exemple de Mithridate, mangeant im-
punément du poison, et pour tout dire enfin, c'est
elle qui nous force aujourd'hui à rester dans l'état
où nous sommes, parce que l'habitude qu'on a
contractée dès l'enfance fait loi pour le reste de
la vie. C'est pour avoir méconnu ces principes,
que tant d'ennemis se déchaînent si fort contre
Jean-Jacques, parce qu'il eut la gloire de nous
éclairer, et le courage de ramener l'homme à
son origine première.

Mais soyons raisonnables, l'homme n'étoit pas
destiné à vivre continuellement dans les bois avec
les bêtes sauvages, quoique cette vie errante et
pastorale contribuât un plus long temps à la
carrière de la vie ; elle n'est pas moins dure et

cruelle. Les exemples des Tartares continuellement
en guerre, sous des cabanes ambulantes, portant
partout la férocité et la cruauté jusques à manger
leurs semblables ; ces antropophages, peut-on dire
qu'ils soient heureux ? non, il vaut mieux faire
le sacrifice de quelques années de vie, que de
vivre dans un état si indépendant et si féroce ;
d'ailleurs pour si peu qu'on soit versé dans la
religion chrétienne, on reconnoîtra que Dieu a
dit dans l'évangile à l'homme : Rends à César ce
qui appartient à César, et à Dieu ce qui appartient
à Dieu ; et dans un autre endroit de l'écriture
il est dit : Peuples, obéissez aux Princes de la terre.
Le divin fondateur du Christianisme obéit, tout le
temps qu'il parut parmi les hommes, aux Empereurs
romains qui étoient plongés dans l'idolâtrie et
dans le plus monstrueux désordre ; il ordonna à
ses disciples de suivre son exemple , il déclara
aussi que son royaume n'étoit point de ce monde
et il refusa de se mêler d'un différent que l'intérêt
avoit produit entre deux frères ; cette sentence
divine prouve que Dieu avoit destiné l'homme à
des fonctions plus grandes et plus humaines,
capable de pratiquer sa doctrine divine. Tous les
hommes se ressemblent par les organes, par les
passions et surtout par la raison , qui élève et
embellit leur existence et qui est partout la même
lorsqu'elle est également développée.

Mais l'âge , le pouvoir du climat, l'éducation
modifient bien différemment ce fonds inaltérable ;
l'âge d'un peuple ne doit se compter que par
l'instruction. Les plus anciens ont presque tous
inutilement vieilli pour le progrès de la raison ;
plongés dans un sommeil léthargique depuis leur
enfance, ils ont blanchi sans s'éclairer et se sont
réveillés enfans; on s'aperçoit qu'une nation atteint
l'âge de la raison par l'exemple , lorsqu'elle est
revenue des guerres d'ambition qui ne sont que

des jeux d'enfans sanguinaires. Tel est l'état de
ces barbares du nord sans instruction primitive ;
ils ont méconnu l'auteur qui les a fait naître ,
le vol et la rapine font les délices de leur vie ; aussi
l'ame est peu sensible , accoutumée dès son origine
à tout excès de folie , ils bravent toute espèce de
maladies. On peut donc conclure que ces hommes
sont moins sujets que nous aux maladies et aux
infirmités humaines.

Ces hommes à la vérité n'ont qu'un seul point
de vue à remplir , qui est de faire la guerre ;
cette mesure une fois prise , l'exécution leur est
très-facile , leur ame est satisfaite.

Il n'en est pas de même de l'homme civilisé ;
son cerveau est continuellement occupé d'un en-
chaînement d'idées différentes , bonnes ou mau-
vaises , qui le tourmentent nuit et jour ; les uns ,
par une ambition démesurée de paroître sur la
scène au-dessus des autres ; les autres , de former
des plans divers pour porter préjudice à leurs semblables. Quel est l'homme , pourvu qu'il soit de
bonne foi, qui ne dise pas qu'après avoir mis ses
plans à exécution , si dans le fait ils ont manqué,
il a ressenti dans tout son corps une espèce de
foiblesse générale , que l'ame par son entremise a
distribuée jusques aux plus petites ramifications ?
La grande peine , d'ailleurs , les excès en tout
genre auxquels l'homme civilisé se livre continuellement , ne peuvent que lui faire naître des maladies meurtrières ; et ces causes que les médecins
jugent , établissent que l'homme civilisé est cent
fois plus sujet aux maladies que l'homme de la
nature , et à une mort prématurée.

Supposons l'homme physique dans l'état de
nature malade ; pense-t-il à se faire soigner par
des maîtres de l'art ? Non ; il n'en existe point.
Son espérance est fondée sur les propres ressources
de la nature ; c'est elle qui travaille avec assurance ;

l'ennemi qu'elle a à vaincre n'est pas si redoutable ;
d'ailleurs rien n'intervertit ses operations, rien ne
s'oppose à la victoire ; les fonctions vitales sont si
grandes, exécutent avec ordre, qu'il suffit seulement de faire usage d'une boisson composée avec
des simples, qu'on nomme édulation, et par cette
seule boisson ils sont assurés de se rétablir en santé.

L'homme civilisé dans l'état de maladie a beaucoup plus à craindre ; un grand concours de
causes contribuent à rendre ses maladies plus
dangereuses, parce qu'elles sont produites par
mille agens divers, et que le praticien le plus con-
sommé ne peut en connoître la cause. D'un autre
côté, la nature foible et délicate ne peut exécuter
avec ordre et précision les opérations avantageuses
pour le salut du malade. Dans cet état des choses ,
je suppose encore des moyens salutaires de la part
de la nature pour le malade. Combien de fois son
ministre appelé pour lui tendre sa main pour le
secourir, ne connoissant point l'organe qui se
trouve malade, ni le moment d'agir avec précision ,
manque ? Qu'arrive-t-il alors ? découragement,
foiblesse, métastase de l'humeur morbifique au
cerveau, ou sur quelque autre partie essentielle à
la vie ; plus de ressource pour le malade. C'est
une vérité qu'aucune puissance directe ne peut
révoquer en doute, que l'homme civilisé a tout à
craindre dans l'état de maladie, par la déli-
catesse de ses organes, qui dès l'enfance s'est per-
pétuée et a mis de fortes racines, et fait qu'il n'y
a jamais de crise parfaite, faute de forces suffisantes
de la part du sujet malade. A la vérité le medecin
doit redoubler de vigilance, et attentivement, et
par ordre suivre la nature, et voir si elle est foible,
la secourir ; mais, je le répète, le moment est
précieux, il faut ne pas le différer pour obtenir
une guérison.

SECONDE PARTIE.

La Médecine agissante est-elle préférable à l'expectante, et celle-ci à l'agissante ; et à quels signes le Médecin reconnoît qu'il doit agir, ou rester dans l'inaction ?

L'EXPÉRIENCE d'un grand nombre de siècles nous fournit des faits suffisans. La multiplicité des maladies qui se sont manifestées, nous a prouvé, d'une manière visible, que l'homme dans l'état de maladie a besoin du secours du médecin, quoiqu'Asclépiade, au rapport de Pline (Livre 7, Chap. 37), consentoit à ce qu'on n'eût pas de foi en son art, si on le voyoit jamais malade. Vanhelmont lui-même refuse le titre de médecin à quiconque ne sait pas guérir sur-le-champ. Sans doute le véritable devoir seroit d'étouffer le germe, ou bien regarder comme un échafaudage d'ignorance et d'imposture, incapable de fournir le moindre appui à la santé chancelante ou abattue. L'expérience constante de tous les temps et de tous les pays, réclame fort hautement contre chacune de ces assertions. Il est donc démontré, en général, que parmi les maladies sans nombre qui affligent l'humanité, il en est où l'on peut et où l'on doit tout attendre du secours étranger. Mais il est en même temps démontré qu'il en est d'autres aussi auxquelles on ne sauroit apporter la main, sans s'exposer à les aigrir. De là il suit, par une conséquence rigoureuse et légitime, que le médecin, toujours fait pour travailler au soulagement de ces mêmes infirmités, ne peut pas remplir cet objet capital, à moins qu'il ne sache, selon la diversité des circonstances, agir ou rester dans l'inaction ; c'est-à-dire que la même loi qui oblige un médecin sage et éclairé à employer dans certains cas une médecine vraiment agissante, lui fait dans d'autres cas un devoir tout aussi sacré, de se contenir dans les bornes d'une médecine purement expectante. Cette question paroît vraiment importante et difficile, par l'étendue et par la nature de l'objet qu'elle embrasse. Il ne s'agit pas ici de raisonner sur quelques points de vue de théorie ; il faut envisager la médecine en grand et sous le rapport le plus général et le plus immédiat qu'elle puisse avoir avec son objet, c'est-à-dire, sous le rapport de l'influence sur les hommes malades ; une action véritable sous ce point de vue. Nous ne craignons point d'avancer que cette matière est absolument neuve. En effet, si nous considérons en détail un remède quel qu'il soit, l'ipécacuanha, le quinquina, rapprochant différens remèdes par l'analogie de leurs effets, nous trouverons partout des préceptes nouveaux pour nous diriger dans leur administration, des signes dans lesquels ces divers secours doivent être mieux convenables ou déplacés. Il faut donc chercher des règles pour la distinction des cas, où la médecine, considérée sous un nouveau rapport, peut devenir utile ou dangereuse. Dans une route si peu battue, le médecin est forcé de se frayer un chemin pour se conduire à une heureuse nécessité, pour mieux affermir ses pas et sauver le malade. Le plus simple et le plus sûr pour le conduire à une heureuse pratique, c'est l'ordre établi. Faisons une application exacte de ce qu'on entend par médecine agissante, et médecine expectante. Disons de plus ce qu'on entend par nature dans les maladies. Nous pouvons donc dire, avec Galien, que c'est la nature qui, sans avoir besoin de rien et d'elle-même, distribue, et apprend à l'animal qui vient de recevoir le jour, à chercher sa nourriture, par l'action combinée d'une foule de muscles qui se meuvent pour la première fois. C'est la nature qui, par les mystères secrets de la digestion, approprie à la substance de l'animal une substance qui lui est étrangère, et qui donne à cet agent nouvellement vivifié mille formes différentes. C'est la nature qui, dans les temps marqués, et dans un ordre invariable, développe d'abord tous les organes de l'animal, et qui en modère ensuite l'exercice d'une manière toujours proportionnée à la force de ces organes et à ses propres besoins. C'est la nature qui préside à toute l'économie vitale, depuis le premier instant de la formation de l'animal, jusques au moment de sa destruction, et pour le conduire insensiblement au terme nécessaire de sa destination physique, qui est la mort. C'est dans l'état de maladie où l'homme se trouve, c'est alors dans le caractère de la maladie, que l'on voit l'effort que fait la nature pour surmonter l'obstacle qui lui résiste, ou repousser l'aiguillon qui la presse ; et cette seconde source de symptomes morbifiques ne nous paroît ni moins nécessaire, ni moins générale que la première. En effet, la sensibilité et la mobilité, ces deux facultés distinctives de la vie, étant étroitement unies l'une à l'autre, c'est l'ame qui est la dispensatrice de tous les mouvemens, étant en même temps le juge de toutes les sensations ; on ne sauroit concevoir qu'elle éprouve un obstacle dans le jeu de ses organes, sans qu'elle s'en aperçoive, sans qu'elle s'en afflige, sans qu'elle s'agite, et que, par un nouvel emploi ou une nouvelle direction de ses forces, elle cherche à le surmonter. Les anciens ont été sans doute plus exacts, lorsqu'ils nous ont

représenté

représenté la maladie sous l'image d'un combat
entre la nature et le principe morbifique. Nous
ne pouvons leur reprocher que de n'avoir pas
donné à cette idée toute l'étendue dont elle étoit
susceptible, et d'en avoir uniquement borné l'application à certaines maladies, et dans ces maladies
à certains jours plus décisifs pour le sort du malade.
Ce combat n'est, en effet, comme nous venons
de le démontrer, que l'inquiétude et l'agitation
du principe sensible qui cherche à repousser une
sensation incommode; il doit donc nécessairement
naître avec la maladie, l'accompagner dans tous
ses temps, et ne se terminer qu'avec elle. Il est
donc vrai, et nous pouvons enfin partir de cette
vérité comme d'un principe fondamental, il est
donc vrai que la nature, qui dirige toutes les
opérations de l'homme dans le temps de santé,
ne l'abandonne point dans l'état de maladie;
qu'elle tend par son essence à la longévité, sans
cesser, par tous les moyens qui sont à sa portée,
de dissiper ou d'éloigner le danger. Ce n'est point
ici le moment encore d'examiner jusques à quel
point ses efforts sont utiles, et s'ils ne peuvent pas
quelquefois devenir dangereux. Il nous suffit d'avoir
prouvé qu'ils sont nécessaires. Ils ne répondent
pas toujours aux vues de la nature; mais la nature
les excite toujours dans la vue de se délivrer de
ce qui la fatigue. L'art ne sauroit avoir, dans le
traitement des maladies, d'autre but que celui
auquel nous venons de voir que tend la nature;
et pour être véritablement salutaire, il doit con-
courir avec elle à triompher de l'obstacle qui trouble
l'ordre de ses fonctions. Mais si l'art et la nature
doivent se réunir également dans la manière dont
ils travaillent à y parvenir, il y a une différence
essentielle et bien remarquable entre la suite de
ces efforts de la nature et la suite des secours de

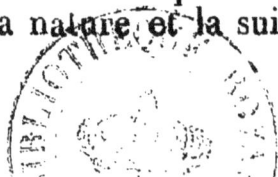

B.

l'art. Les efforts de la nature, comme nous l'avons prouvé, ne peuvent souffrir ni retardement, ni interruption ; et par conséquent la médecine entre les mains de la nature est naturellement et nécessairement agissante : les secours de l'art, au contraire, ne peuvent être appliqués que successivement et par intervalles, et par conséquent la médecine entre les mains de l'art doit être divisée nécessairement, et par la nature même des choses, en médecine agissante et médecine expectante.

Mais à quel caractère doit-on reconnoître chacune de ces fonctions dans l'art de guérir ? Quel est le trait principal qui sert à les distinguer l'une et l'autre ? Quand est-ce que la médecine est expectante ? et quand doit-elle être agissante ? Ce qui n'est pas facile à démontrer avec précision. Sans doute on resserreroit trop l'action de l'art, si on ne l'appeloit agissante, que lorsqu'il administre ces secours puissans dont l'énergie trouble toute l'économie animale, dont les effets se manifestent par des phénomènes brusques et violens, dont le succès est ordinairement décisif en bien ou en mal. Il est aisé de comprendre en quoi consiste la différence essentielle que l'on doit établir entre la médecine agissante et la médecine expectante ; le vrai caractère qui les distingue l'une de l'autre, c'est que la médecine expectante livre le malade à la conduite de la nature, tandis que la médecine agissante enlève à la nature la conduite de la maladie, pour se l'approprier à elle-même. L'expectante, pleine de confiance en la sagesse de la nature, mais souvent subordonnée à un ministre qui lui promet de lui accorder secours pour vaincre son ennemi, sa prudence l'oblige de se laisser fléchir ; dans l'incertitude de ses propres conjectures, docile à la voix de la nature, elle ne l'interroge que pour lui obéir ; mais le plus souvent elle proteste ensuite contre son obéissance, à cause que le secours promis de la part de son médecin lui a été funeste et dangereux.

La médecine agissante, au contraire, se défie de l'effort de la nature, et y substitue encore de nouveau ses propres secours; elle s'alarme sur les écarts de la nature, et entreprend de la ranimer par la force, quoiqu'elle lui jure que bien souvent au lieu de la secourir, son application n'a contribué qu'à la faire égarer davantage de ses vues. La médecine agissante, indocile à la voix de la nature, lui témoigne de nouveau qu'elle ne veut agir que dans le cas où elle sera trop forte, que dans le cas où elle sera trop foible; à ces conditions, et pourvu qu'elles soient exactement exécutées, on peut attendre un heureux effet de l'application.

Sous ce point de vue, le problème que nous agitons se réduit à déterminer quels sont dans les divers cas de maladies les droits mutuels de la nature et ceux de l'art, et jusques où doit s'étendre leur autorité respective. Question vraiment intéressante, qui n'avoit pu jamais être présentée sous son véritable jour, et qui, pour avoir été toujours mal envisagée, a si souvent dégradé l'art de guérir aux yeux des philosophes. On ne s'est que trop long-temps arrêté à disputer sur la préférence exclusive que la nature méritoit sur l'art, ou l'art sur la nature; ce problème n'étoit pas susceptible de cette solution simple et générale. Quelque parti qu'on embrassât, on ne pouvoit que s'égarer; convenons-en de bonne foi. Si quelques enthousiastes se sont décidés pour l'art, les ressources de la nature sont trop frappantes par leur multiplicité et leur influence, pour que la raison ne nous autorise pas à nous défier d'un art qui n'attache à ces ressources aucune importance, qui met toute sa gloire à ne lui rien devoir, et qui,

par cela même, s'expose sans cesse à les rendre
en effet inutiles. Se décide-t-on, avec le plus
grand nombre, en faveur de la nature, se faisant
une loi sacrée et générale de la suivre toujours,
et ne se permettant jamais que de la soutenir et
de l'aider; la raison vient encore nous demander
où est la nécessité d'un art qui ne feroit jamais
que ce que la nature feroit sans lui. C'est ainsi
que, dans cette fameuse querelle, la plupart des
médecins, pour s'être imprudemment jetés vers
l'une des deux extrémités opposées, ont fourni
des armes contre la gloire de leur profession.
L'argument est simple, et il paroît invincible : si
l'art croit devoir toujours conduire la nature, sa
présomption le rend véritablement dangereux; s'il
croit ne devoir la conduire jamais, son inutilité
le rend seulement méprisable. Cette opinion perd
toute sa force, quand on reconnoît, avec les
praticiens consommés depuis long-temps dans la
pratique de cet art, que dans les maladies en
général, suivant la différence de leurs caractères,
et dans chaque maladie en particulier, suivant la
différence des temps et des circonstances, l'art et
la nature doivent tour-à-tour parler et écouter, diriger et suivre, obéir et commander; que leurs
intérêts respectifs sont imprescriptibles et depuis
long-temps établis; que leur autorité réciproque
est non-seulement réelle, mais indispensable, et
que s'il est dangereux de donner à l'art un moment
qui appartient à la nature, il n'est pas moins
dangereux d'abandonner à la nature un moment
qui est fait pour l'art; ou, ce qui revient au même,
que c'est une faute également dangereuse pour le
salut du malade, d'employer la médecine agissante
là où il faudroit attendre, et de se tenir à la
médecine expectante là où il faudroit agir.

Les préceptes ci-dessus établis sont-ils suivis et

observés par la plupart des médecins livrés à la pratique? Non, parce qu'ils n'ont pas reçu les lumières philosophiques nécessaires pour les faire triompher dans leur art; ils ne savent point apprécier le moment où ils doivent agir. La nature sage les appelle : C'est à vous, leur dit-elle, que je m'adresse, il est temps d'agir, mes forces m'abandonnent; ne soyez point sourds à ma voix. Le médecin livré à une opinion, écoute, et il agit suivant sa pratique; ou il ignore bien souvent l'indication que lui fait la nature. Le moment précieux n'est plus. Il arrive de tout cela un concours de circonstances dangereuses pour le malade. Hypocrate a raison de dire que celui qui porte le bonnet de docteur n'est pas toujours médecin, et que dès-lors il seroit plus prudent pour lui de faire sa profession de foi, que de commettre des imprudences auprès des malades, dont il est impossible dans certains cas de réparer les fautes. Cette sentence du Père de la médecine n'est que trop vraie; malheureusement on ne peut passer sous silence un fait tout récent. Un chirurgien ou officier de santé, qualifié de la manière la plus avantageuse à un chacun, fut appelé par une femme pour aller voir une de ses filles malade. En arrivant chez elle, il voit ladite fille très-enflée; il demande à la mère par quelle intervention elle est venue l'appeler. Elle répond : C'est Monsieur le Médecin qui m'a dit de vous appeler pour saigner ma fille. Le Chirurgien répond : Il répugne à mon cœur de le faire; votre fille est dans une anasarque manifeste, l'hydropisie est générale. La mère répond : Monsieur le Médecin l'a ordonné. Soumis et subordonné au Médecin, le Chirurgien fait la saignée, après mille observations faites, voyant bien qu'en enlevant le peu de sang qui restoit à la malade pour soutenir encore quelques instans de vie, on contribuoit à sa perte; et en effet la malade mourut deux jours après. On entend déjà quelques voix dire : Il ne falloit pas la saigner. A cela on répond qu'on n'a fait que suivre l'ordonnance. C'est le Médecin qui auroit eu besoin, avant de faire cette ordonnance, d'aller à l'école de Cos s'asseoir sur le banc d'Hypocrate, ou, s'il y a impossibilité, du moins de lire dans ses ouvrages les belles observations qui paroissent être dictées par une intelligence divine. Dès-lors il n'auroit pas commis cette imprudence; à la vérité la fille seroit morte un peu plus tard.

On est quelquefois obligé de quitter la route qu'on a commencé de suivre, pour rapporter des faits de pratique qui viennent à l'appui; mais on revient sur la matière qu'on a commencée.

Examinons en combien de manières la médecine peut agir dans les maladies ; pour cela , il faut recourir à l'idée que nous avons donnée de la maladie en général. Elle renferme d'abord, un principe morbifique quelconque faisant fonction d'obstacle mécanique et matériel , qui rend les forces ordinaires de la vie insuffisantes pour l'intégrité des fonctions ; elle renferme ensuite l'idée d'un principe vital ou de nature qui s'apercevant de la résistance qu'elle éprouve s'agite toujours en quelque manière et trouble elle-même l'ordre de ses mouvemens, jusques à ce qu'elle trouve cette heureuse harmonie sans laquelle sa propre insensibilité lui est à charge. La médecine agissante se divise donc naturellement en deux branches, c'est-à-dire qu'il y a deux manières principales dont l'art peut agir dans les maladies, selon que son action se porte vers le principe morbifique ou vers la nature. Il est vrai que le principe et la nature sont durant la maladie dans une dépendance mutuelle si étroite, que l'on ne

sauroit agir sur l'un sans contre-coup sur l'autre ;
et que l'on n'agit même ordinairement sur l'un
que pour porter le fruit de cette action jusqu'à
l'autre. En effet , seroit-il jamais utile d'agir sur
le principe morbifique, si cette action ne devoit
pas entraîner après elle un changement favorable
dans l'ordre de ces mouvemens de la nature ,
c'est-à-dire, un changement de ces mouvemens,
si ce changement facilite l'extinction du principe
morbifique ?

Il est donc de la plus grande importance , et
on ne doit pas craindre d'assurer, que toutes les
fois que le médecin au moment où il agit ne
s'interrogera pas lui-même pour savoir sur lequel
des deux , du principe morbifique ou de la nature,
il prétend diriger son action , il n'agira jamais
qu'au hasard et rarement avec succès. Fixons
donc, si nous le pouvons , le cas où il faut agir
sur le principe morbifique ; fixons le cas où il faut
agir sur la nature.

C'est sans doute le moment le plus heureux pour
le malade , si le médecin sait l'apprécier et le
saisir. Mais malheureusement la nature a subi une
infinité d'assauts depuis l'invention des premiers
systèmes, qui ont toujours influé par malheur sur
la manière de traiter les malades ; et si quelques
hommes hypocratiques, sectateurs de la vraie médecine, ont brillé çà et là dans cette suite de
siècles , leurs leçons n'ont-elles pas été perdues ?
On n'a fait allusion qu'à des écarts auxquels for-
çoient les préjugés de leurs contemporains et un
reste de cette foiblesse humaine qui ne sait point
lutter contre l'exemple. Que de maladies troublées
dans leur marche par cette médecine ignorante,
herculesque , que le médecin Nichel appelle praticiens de fer ! Que de crises enlevées ou tronquées
par cette foule de médecins que Stahl taxe satyrique-

ment de praticiens aveugles! Les hommes n'ont pas changé, c'est la médecine ; qu'elle soit moins active, et la nature le deviendra. Que les parens des malades s'adressent à un médecin digne d'en porter le nom. Alors, comme du temps d'Hypocrate, on observera les crises parfaites, comme lui, et des guérisons journalières. En suite de ce bel ordre, il naîtra une pratique heureuse pour la médecine, une consolation et un avantage pour le malade et pour les parens.

La nature fatiguée par la longueur de la maladie, par sa violence, ou par celle du médecin, ne peut pas transporter hors du corps toute la matière critique ; elle la dépose alors en partie ou en totalité dans le tissu cellulaire ; elle forme des dépôts. Si la matière n'a point subi tout le travail de la coction, cette terminaison, ou plutôt cet essai de terminaison devient funeste pour le malade. Hypocrate le connoissoit bien, lorsqu'il se hâta d'appliquer le feu à Palamidas pour le sauver. Vallésius avoit aussi fait cette remarque, et Lancisi dit que les parotides qui paroissent dans les maladies, au commencement, annoncent un mauvais succès. Il faut être raisonnable, quelquefois la nature, dans son travail et dans l'ordre de ses mouvemens critiques, est intervertie par différentes affections de l'ame. On peut en voir plusieurs exemples dans l'excellent Mémoire de M. Petit, chirurgien en chef de l'hôpital de Lyon. Cet illustre disciple de ses maîtres dit que, dans la révolution qu'éprouva la santé des malheureux habitans de Lyon, pendant le siége de 1793, il périt un grand nombre de personnes par l'effet de la peur. Dans la suite on aura encore occasion, par suite des matières, à traiter le rapport des exemples de cette nature.

Voici donc l'homme supposé malade, toujours

par une cause morbifique, qui trouble, agite, tourmente le malade, dérange toutes les fonctions organiques de l'économie animale. La nature alors s'éveille, prépare par quatre opérations différentes; la première, par le moyen de la fièvre, elle prépare la matière; par la seconde opération, elle travaille à la coction; par la troisième, elle fait effort pour parvenir à une crise; une fois parvenue, elle se glorifie de la victoire; mais elle ne peut pas toujours promettre un heureux succès. Son intention est bien toujours de vaincre son ennemi. Si la matière se dépose sur un organe essentiel à la vie, alors elle se trouve dans le cas d'appeler la médecine agissante, et aux symptomes qui se manifestent, le médecin doit reconnoître sur quelle partie la nature veut diriger son action funeste ou salutaire pour le malade.

Ainsi, quand dans la violence de la maladie, on remarque que la nature cherche une voie plutôt qu'une autre, le médecin alors doit bien faire attention de ne pas la contrecarrer, en ordonnant par exemple des lavemens, quand ce sont les sueurs ou les crachats; la saignée, quand la nature sort par les selles ou par le vomissement; les purgatifs, quand il se déclare une hémorragie; ainsi du reste. Hypocrate dit que si la nature est aux prises avec son ennemi, elle emploie toutes ses forces à le combattre; pour le vaincre, lui donner du bouillon à discrétion ou des drogues à digérer, c'est lui faire faire diversion de ses forces et de son travail; c'est l'exposer à être vaincue. Lorsqu'on reconnoît au pouls les forces suffisantes, on doit se consoler par l'espérance. Quel tableau satisfaisant la nature nous présente! destinée par son essence à veiller à la conservation de l'individu, elle n'abandonne jamais cette fonction importante; disons mieux, elle s'en occupe avec d'autant plus de soin , que sa vigilance devient plus nécessaire. Rencontre-t-elle quelque obstacle dans l'ordre des mouvemens dont le concours forme les perfections de la vie , elle s'agite , elle se trouble ; mais dans ce trouble même et cette agitation , qui amènent en apparence la confusion et le désordre , elle n'a réellement pour but que de rétablir l'harmonie dont elle a été obligée de s'écarter pour conserver l'homme en santé.

Ici il ne s'agit plus de raisonner, il suffit d'observer d'être de bonne foi. J'ai dit que la médecine étoit nécessaire dans certains cas plus que dans d'autres. Je m'arrête , j'admire, je contemple , je rends hommage à la nature. Quoi ! les animaux , quoique sujets , ainsi que nous , à l'influence des causes étrangères qui attaquent leur organisation physique , ne laissent pas en général de parvenir à la longévité propre de leur espèce ; n'est-ce pas la nature toute seule , qui chez eux , dans le pas le plus difficile comme dans le plus aisé , partage toujours également la route de la vie ? Si dans ces mêmes animaux les dérangemens qu'éprouve l'économie vitale , sont réellement mortels , n'est-ce pas la nature qui , instruite de ce désordre intérieur par sa propre sensibilité , le répare par ses propres efforts ? Si tant de milliers d'hommes , dans les infirmités même les plus graves de toutes , dénués de secours , ou , ce qui est pis encore , ne recevant des secours que des mains de l'ignorance et du préjugé , échappent cependant au double péril dont la maladie et les remèdes semblent les menacer de concert , ne le doivent-ils pas à cette nature attentive et bienfaisante , qui sait proportionner ses forces au nombre des ennemis qu'elle a à combattre ? Enfin si tant de malades , après avoir épuisé toutes les ressources de notre art, n'ont commencé à trouver quelque soulagement à leurs maux, que du moment où désespérant de leur devenir utiles, nous les avons livrés entre les mains de la nature, pourrions-nous méconnoître encore la supériorité de ses vues sur nos vains raisonnemens? Ces faits sont si multipliés et si frappans, qu'il n'appartient qu'à l'ignorance d'en disconvenir, ou d'entreprendre de les atténuer. Les médecins vraiment sages les admettent dans toute leur force, et les regardent comme autant d'échos qui, de toutes parts et à grands cris, répètent cette belle sentence d'Hypocrate : « La nature sans le médecin guérit bien souvent les malades. » Concluons donc que, si la nature guérit seule, la présomption est en sa faveur. Ne doutons point de ce que dit ci-dessus le Père de la médecine. Combien de fois les médecins de haute et basse confiance, bien ou mal donnée, les uns destinés pour soigner les malades dans les maisons les plus opulentes par leur fortune, les autres pour soigner la classe la plus misérable, n'ont-ils pas été, chacun à son tour, malgré leur génie et leurs formules pharmacopées, à la fin obligés pour toute ressource de livrer leurs malades aux soins de la nature; et celle-ci triomphante par ses ressources, le malade revenir de cet état d'abandon? Son médecin, par une sentence hypocratique, l'avoit jugé sans appel; chose surprenante! quelque temps après ce même malade lui porte le montant de ses visites, en lui disant : c'est la nature qui m'a guéri, et non ton art. Quelle surprise pour ce médecin qui avoit depuis long-temps répandu au-delà des limites de son canton la mort de son malade, de le voir revenir de l'autre monde pour lui payer son honoraire, et lui faire les plus grands reproches, en lui disant d'être plus prudent à l'avenir sur son pronostic! Combien de faits de cette nature ne pourroit-on pas citer journellement,

d'après une pratique observée ? Aussi Prosper
Alpin , médecin , regarde le médecin qui se livre
à la pratique de son art , sans avoir reçu de la
nature les qualités qu'exige le Père de la médecine,
comme fourbe et assassin. Par cette triste et mal-
heureuse pratique , il n'est que trop vrai qu'une
foule de malades traînent une vie languissante,
à cause que la maladie s'est terminée imparfaite-
ment , c'est-à-dire , que le venin ou matière morbifique qui a.donné lieu à la maladie , au lieu de
faire crise au dehors par les voies ordinaires ,
c'est-à-dire , par la transpiration , ou par les selles ,
ou par les urines , s'est déposé dans l'intérieur sur
les organes essentiels à la vie , tels que le poumon ,
le foie , la rate , ou autres viscères ; et par suite
on déclare publiquement que le malade est poitrinaire , sans que jamais il y ait eu dans la famille
aucun signe héréditaire de cette maladie. On doit
au contraire raisonner différemment , et dire : l'état
où se trouve le malade , ne provient que du ministre qui a traité la maladie ; il n'a pas su saisir
le moment pour agir , la nature s'est égarée , elle
a déposé la matière sur un organe sensible et
dangereux. En effet on voit se déclarer une fièvre
lente , une toux opiniâtre , une oppression , des
redoublemens qui donnent lieu de croire que le
malade est poitrinaire. Jamais il ne seroit devenu
tel , si dans le principe la maladie avoit été bien
traitée. Tout homme de bon sens , et qui a un
peu de savoir , fasse sa confession de foi avec
moi , qu'un grand nombre de parens , pour avoir
donné par reconnoissance leur confiance à certaines
personnes de l'art , ont payé chèrement leur aveu-
glement en voyant périr ceux de leur famille les
plus chers à leur cœur.

On ne peut assez s'étendre sur ce sujet : tant
que la matière reste dans l'état de crudité , et

qu'elle n'est pas encore subjuguée par la coction,
elle est un corps étranger. C'est alors que le médecin
doit respecter cette nature, et ne pas essayer de
la mouvoir d'aucune manière. S'il le fait, c'est
alors qu'il pèche, c'est alors qu'il trouble la nature,
et par ce trouble il se forme des métastases. Sindeham répète cette belle sentence du Prince de la
médecine, et il en prouve les succès : Malheureux
les médecins qui violent à tous momens la nature.
Cet illustre observateur avoit mille fois vu commettre de ces fautes par des praticiens qui n'avoient
acquis le bonnet de docteur que par des signatures
de complaisance.

Il est donc prouvé qu'on peut devenir docteur
par complaisance ; il est aussi prouvé qu'on peut
commettre de grandes fautes, si on se livre à la
pratique médicinale. Quoi ! la vie des hommes,
qui est si nécessaire à la société, faut-il qu'elle
soit exposée au plus grand danger dans l'état de
maladie, par celui qui n'a aucune notion relative
à un état qui exige tant de lumières ? Il faut,
dit Hypocrate, que le médecin soit philosophe,
il faut qu'il soit astronome, il faut qu'il soit physicien. En réunissant toutes ces connoissances, il
peut secourir la nature dans l'état de maladie,
avec un heureux succès. Mais avant tout, supposons les lumières acquises. Dans ce cas assuré,
le médecin doit attentivement surveiller la nature,
et voir l'objet sur lequel elle dirige ses efforts,
afin d'être à portée de juger de leur succès plus
ou moins heureux, et tout l'oblige à les suppléer
quand ils sont impuissans, comme à les seconder
quand ils sont favorables. Incapable de se tromper
sur l'effet de ses propres entreprises, il a sous
les yeux une règle infaillible qui le guide, et qui
par conséquent l'autorise en quelque sorte à tout
entreprendre. Il doit préférer, dans cette classe

de maladies, la médecine agissante à l'expectante.
Il peut bien manquer des moyens pour agir,
mais l'indication d'agir subsiste toujours ; s'il n'agit
point, ce n'est peut-être que parce qu'il ne peut
pas, et que la cause lui est inconnue. Dans ce
cas, il doit suspendre pour agir ; il doit alors se
borner à l'expectation ; il ne laisse pas pour cela
le malade sans secours ; il trouve une ressource
très-puissante dans les efforts de la nature, et quand
même ces efforts seroient sans succès, le médecin
doit intervenir, voyant qu'elle s'égare, la ramener
par le secours de l'art, administré à propos, à
une convalescence heureuse. La nature dans ce
cas doit parler à l'art, et dans d'autres c'est l'art
qui doit parler à la nature, pour agir suivant les
circonstances que chacune doit demander.

On demande si en effet la médecine est un art
conjectural, ou si au contraire c'est un art salutaire ? Il sera conjectural, si l'on veut, disent
certains Auteurs, dans la théorie ; mais il ne l'est
point, disent d'autres, dans la pratique, quand
il n'est point confié à la présomption et à l'ignorance ; mais malheureusement on le qualifie ainsi,
lorsqu'il est confié entre les mains de ces derniers.
Quand il s'agit de découvrir la cause ou le véritable principe d'une maladie, dit Hypocrate, l'art
égare les meilleurs médecins ; il ajoute : il est
bien difficile d'arriver par la voie du raisonnement
jusques à l'indication curative. Quel poids, en
cette matière, pourrions-nous donner à cette indication, si nous réfléchissons de sang froid sur
la facilité avec laquelle on échoue dans les cas
les plus simples ? Combien de fois n'a-t-on pas
jugé, d'après un examen assez attentif, d'obstruc-
tions qui ont été guéries par un accouchement,
et combien de grossesses aussi prématurées, être
obligé ensuite de faire la ponction ? Qu'on ne dise

pas que ce sont des écueils de jeunes écoliers; les plus habiles maîtres s'y trompent également quelquefois. Il faut donc une longue pratique pour établir un jugement solide. La vie des hommes ne nous paroît point faite pour être hasardée sur une conjecture; le soin de protéger et de conserver nos jours, est trop bien entre les mains de la nature, pour que nous osions le lui enlever, à moins que nous n'ayons l'évidence pour nous. L'art ne guérit que lorsqu'il agit sur le principe morbifique; hors de là, il empêche que la nature ne s'égare, mais c'est toujours par les mains de la nature que la guérison s'opère.

Comment ne pas croire à cette vérité? Un enfant avalera une épingle; que verra-t on dans les suites? On verra sortir au bout d'un an l'épingle par une tumeur à une jambe, à la surprise du chirurgien qui en fera l'ouverture. N'est-ce point la nature qui, sans le secours de l'art, a fait parcourir tout le corps à cette épingle pour la faire sortir à la jambe? N'est-ce pas la nature qui fait naître des douleurs dans l'accouchement, pour expulser hors du corps l'enfant qui doit voir le jour? Mille faits semblables, de nature différente, se présentent dans la pratique; aussi l'on peut dire : O nature, que tu es grande! tes bienfaits sont admirables.

Les effets de la nature indiquent la médecine expectante dans certains cas; le principe morbifique indique la médecine agissante. Il faut saisir alors les contre-indications que présentent l'un et l'autre de ces deux objets, et entrer dans le détail des exceptions que ces règles générales peuvent et doivent fournir dans la pratique. D'abord, il est certain que la destruction du principe morbifique est dans toutes les maladies la voie de guérison la plus courte, la plus sûre et la seule radicale;

et que par conséquent le principe morbifique par lui-même appelle et sollicite sans cesse l'action de l'art. Mais il est certain aussi que cette action suppose nécessairement trois choses ; la première, que ce principe soit connu, et quant à sa nature, et quant à son siége ; la seconde, que ce principe soit à portée d'être attaqué ; la troisième, que ce principe soit attaquable par des moyens qui ne deviennent pas eux-mêmes un principe morbifique plus dangereux que celui qu'ils attaquent. Car il est évident que, par le défaut de la première condition, l'action seroit imprudente et hasardée ; que par le défaut de la seconde condition, l'action devient absurde et chimérique ; que par le défaut de la troisième condition, l'action ne peut être que nuisible et funeste. Ainsi donc, malgré la loi générale, la médecine expectante doit avoir lieu même relativement au principe morbifique.

Toutes les conditions que la médecine pratique exige du praticien pour parvenir à la guérison des malades, forment un vaste champ très-difficile à parcourir. Suivons le cours des maladies aiguës qui attaquent les hommes forts et vigoureux. La fièvre très-forte indique d'abord la médecine agissante ; mais ce moyen ne suffit pas ; on ne fait que modérer les effets de la nature ; mais on n'attaque pas pour cela la principale cause, qui est le principe morbifique. Alors il est prudent de se livrer à la médecine expectante. La nature dans ces maladies est puissante et vigoureuse, et surveillée avec prudence, elle produira la guérison.

Il y a des faits très-embarrassans dans la médecine. Quelle vue peut avoir un médecin, de vouloir attaquer un principe qu'il ne connoît pas ? Quelle témérité de conduite ! Voudroit-il, sans avoir égard à ce principe, réparer les désordres qu'il aperçoit dans les fonctions de la vie ? Quelle ab-

surdité

surdité de jugement, car il est absurde de vouloir
supprimer l'effet en laissant subsister la cause. Si
une des maladies se présente au médecin, s'il lui
est impossible d'en reconnoître la cause, il doit
alors se livrer à la médecine expectante et laisser
à la nature tout le reste à faire. Quand il s'agit
de découvrir la cause ou le véritable principe
d'une maladie, dit Hypocrate, l'art égare les
meilleurs médecins; et certes, ajoute-t-il, il est
bien difficile d'arriver, par la voie du raisonnement, jusques à l'indication curative.

Si nous questionnons un médecin qui traite une
fièvre putride ou maligne, au commencement, par
les évacuans, il répondra que c'est dans les vues
d'enlever les sucs dépravés qui se trouvent dans
les premières voies, pour éviter qu'ils passent dans
la masse du sang. Cela est bien; mais dès-lors les
symptomes devroient diminuer et disparoître. Les
fièvres putrides traitées par les évacuans devroient
donc être plus courtes; elles se prolongent cependant toujours jusques au 15.ᵉ ou 21.ᵉ jour. Les
redoublemens devroient être plus foibles à la suite
des évacuations, et cependant ils sont plus vifs
les jours où les premières voies ont été irritées,
fatigués par ces purgatifs. Prenons ces maladies
dans presque tous les cas qui doivent être de la
classe de la médecine expectante. M. Fises, professeur de Montpellier, dans son ouvrage qui traite
des fièvres, veut qu'on les attaque dans leur principe, pour ne pas voir, dit-il, périr le malade
à la honte du médecin. Ce professeur est du parti
de la médecine agissante.

Les plus grands maîtres de l'art n'ont jamais
cessé de réclamer contre cet abus énorme. Hypocrate reconnoissoit dans presque toutes les maladies
un principe auquel il semble avoir donné le nom
de divin, pour nous avertir qu'on chercheroit

C

vainement à l'approfondir, et que plus inutilement encore on chercheroit à le combattre. Une quantité de médecins ont appuyé leur doctrine sur le danger des indications curatives, tiré de l'opinion que l'on se forme sur les principes cachés des maladies.

Sindeham nous avertit, à chaque page de son ouvrage sur les fièvres, de ne point nous occuper des principes cachés des maladies, mais sur-tout de ne point y chercher la base du traitement curatif. Il n'est point de précepte que cet homme célèbre nous inculque plus souvent et avec plus de force. L'expérience et la réflexion lui avoient également appris que la médecine agissante doit se refuser toute entière à une indication aussi fautive. D'après les jugemens rendus par des médecins aussi célèbres, ne faudra-t-il pas convenir que presque toutes les maladies doivent être traitées par la médecine expectante, c'est-à-dire, en confiant le soin à la nature, et que le médecin ne doit être que l'interprète de ses volontés?

M. Raymond, médecin de Marseille, dans son traité des maladies dont il est dangereux de guérir, en parlant des dartres et de la gale, dit que bien souvent des médecins traitoient ces maladies par la médecine agissante ; et qu'ils font répercuter l'humeur sur quelques organes essentiels à la vie, et que les suites en sont la mort, et qu'ils auroient mieux fait d'être médecins expectans. Lorsque l'humeur depuis long-temps affecte une partie, certaines maladies indépendantes de celles que nous traitons, demandoient la médecine agissante, par exemple, une hémorragie d'un gros vaisseau, une luxation d'un membre, l'opération de la taille pour tirer une pierre de la vessie, l'opération du trépan, l'ouverture d'un dépôt dont la matière s'est manifestée par la fluctuation un corps étranger,

et encore cette dernière, s'il y avoit un danger
plus grand en la retirant, pourroit être dans la
classe de la médecine expectante; cette classe de
maladies appartient à la chirurgie; les tumeurs
indolentes et enkistiées, dont l'humeur qu'elles
contiennent auroit acquis un épaississement qui
leur a fait donner le nom d'athéromes, le médecin
sage doit se borner à la médecine expectante,
toutes les fois que cette humeur aura son siége
dans l'ovaire. Il faut donc, pour que la médecine
soit agissante, qu'elle offre un secours dont le
danger épargne au malade un danger plus grand.
Celse n'a jamais voulu dire que, quand un malade
est désespéré, il fût permis de tout tenter au hasard,
à l'exception des cas assurés que le remède guérira
le malade : hors ce cas, confiez le reste aux soins
de la nature.

Nous avons parlé des maladies aiguës, en nous
réservant d'y revenir. Les maladies aiguës présentent un tableau bien différent : ici, la nature
alarmée par la présence d'un principe morbifique,
paroît succomber d'abord ; mais bientôt elle se
relève, combat avec courage au premier sentiment
de l'obstacle qu'elle éprouve ; dans l'exercice des
mouvemens de la vie souvent elle se ralentit, mais
c'est pour les développer ensuite avec plus d'énergie
et triompher de la résistance. Aux prises avec son
ennemi, au premier abord elle semble le craindre ;
mais bientôt elle l'attaque vivement, elle l'attaque
sur un plan suivi ; et, en effet, il ne faut pas
avoir vu beaucoup de maladies, pour s'être aperçu
de l'ensemble des efforts que la nature emploie
aux maladies aiguës : la médecine expectante est
préférable à l'agissante.

Les maladies qui attaquent le cerveau, sous le
nom de maladies apoplectiques, sont de deux
sortes; l'une occasionnée par l'effet d'un engor-

gement de sang, l'autre par l'effet d'une cause morbifique. La première se manifeste par une perte totale de sens, débilité, foiblesse ; la nature dans ce cas éprouve une résistance, débilité de toutes les forces vitales ; le cœur bat, mais toujours avec peine ; toutes les fonctions organiques dans un état d'abandon extrême ; le médecin voit les symptomes si alarmans, et voyant l'incertitude de moyens pour combattre cette oppression, il se décidera pour la saignée ; il doit alors consulter l'état du pouls du malade ; si le battement de l'artère est grand et fort, il doit se décider pour elle ; mais la même loi qui l'oblige à cela, doit aussi après le rendre très-circonspect. Si le pouls, de fort qu'il étoit, devient mou et très-lent, cela doit lui faire craindre ; la saignée peut diminuer la résistance, mais aussi elle peut diminuer les forces : voilà ce qui fait l'application très-délicate. L'apoplexie séreuse éprouve aussi les mêmes résistances, mais avec la différence visible, que dans celle-ci les humeurs président ; il faut dans ces cas avoir recours aux stimulans. Dans l'un et dans l'autre cas, la médecine expectante est bien souvent préférable à l'agissante, sous différens points de vue ; c'est au médecin d'agir avec prudence dans un cas si dangereux.

Dans les momens où l'homme se croit le plus en santé, il lui arrive des syncopes funestes, le plus souvent occasionnées par des causes morales, la joie, la peine ; et parmi les causes physiques, la douleur, l'aversion des sens, et sur-tout de l'imagination, pour certains objets ; l'impression funeste de quelques miasmes produits par la putréfaction animale. C'est dans ce cas que toutes les forces de l'économie animale sont perdues ; foiblesse générale, insensibilité de pouls, perte de connoissance, l'abandon de toutes les forces annoncent que les derniers momens vont finir. La crainte est celle qui met l'ame dans le plus grand désordre; les résultats de cette passion sont, en effet, terribles : on a vu des artères se rompre, des morts subites survenues à la suite d'une forté terreur. Zimerman rapporte qu'un marchand fut attaqué d'épilepsie à la suite d'une peur que lui avoit occasionnée pendant la nuit la vue d'un gros animal. Le professeur Sauvages dit être tombé en défaillance, en voyant rompre un criminel. Tissot rapporte qu'un homme tomba mort à la vue d'un serpent. Vansinten rapporte l'exemple d'un homme qui tomba mort par la frayeur d'un coup de tonnerre. Tout le monde connoît cette histoire de Philippe II, roi d'Espagne : ce prince s'apercevant qu'un de ses ministres le plus affidé ne répondoit pas justement à ses demandes, lui dit : Pourquoi me mentez-vous ? Le ministre se retira et mourut. Galien reconnoît les mauvais effets de la peur dans les maladies contagieuses et malignes, et il veut qu'on fortifie l'ame du peuple. Plutarque rapporte, dans la vie d'Agis et de Clémone, que les Lacédémoniens avoient des chapelles consacrées à la peur, persuadés qu'elles étoient le lien de toute bonne société. Personne n'ignore l'histoire du fils de Crésus, rapportée par Hérodote. Ce jeune homme, muet de naissance, voyant que son père alloit expirer sous les coups d'un soldat Perse qui ne le connoissoit pas, lui cria : Soldat, ne tue point Crésus. L'histoire veut qu'il ait joui de l'usage de la parole le reste de sa vie. Je ne puis passer sous silence un fait qui s'est passé sous mes yeux. Un de mes oncles tomba malade; le quatrième jour de sa maladie, voyant des accidens assez graves, je lui fis adroitement dire d'arranger ses affaires spirituelles et temporelles; il fut tellement frappé de cela, qu'il perdit la parole une heure

après, et mourut dans les vingt-quatre heures. Le
médecin ne sauroit prendre de moyens plus salutaires, pour réussir dans les maladies, que les
secours moraux. Il y a des tempéramens si foibles,
qu'un rien les afflige; il faut toujours prêcher
l'espérance, bannir la crainte. Il est rapporté dans
les Actes curieux de la nature, qu'un homme, à
une lieue d'Arlen, fut arrêté par trois voleurs;
à l'instant un tremblement le prit; ses forces totalement abattues, il tomba comme mort à terre;
il entend un des voleurs qui dit à ses camarades :
Voici des cavaliers; à ces mots il prend courage,
il se relève, il saisit un des voleurs, que ses camarades ne pouvoient jamais lui arracher des mains,
malgré les coups qu'on lui donnoit : il fut conduit
avec le secours des cavaliers à la ville d'Arlen.
M. Raymond de Marseille raconte qu'il fut préservé
de la peste qui affligeoit la ville en 1720, parce
qu'il eut toujours beaucoup de force et de courage, et jamais de crainte; tandis que tous les
habitans de la ville plioient de toute part.

De tous les temps il y a eu des sectes de médecins qui n'ont jamais voulu croire aux ressources
de la nature dans les maladies. Ces hommes à systèmes ont porté un coup mortel, non point à la
médecine, mais à l'humanité souffrante. Hypocrate,
après avoir long-temps observé, a fixé les époques
ordinaires auxquelles les maladies se terminent.
On sait les disputes que faisoit naître, de siècle
en siècle, le simple énoncé des faits qu'il avoit
présentés. L'homme divin peut-il soupçonner qu'on
ait révoqué en doute que les lois de la nature
sont les mêmes partout? Ils ont voulu ignorer les
crises dans les maladies ; cependant Hypocrate
avoit noté les jours qu'on appeloit critiques; c'étoient
le septième, le quatorzième, le vingt-neuvième,
pour les maladies aiguës. Galien le compare à un

prince bienfaisant. Ce même auteur se déchaîne contre le sixième , qu'il traite de tyran. Paracelse méconnoissant les crises , son opinion s'est renouvelée par toutes les sectes , desquelles se trouvent Paracelse , Selvius , Béloré. Il y avoit aussi dans l'Ecole de Montpellier les Arnaud , les Villeneuve, les Dulauran , les Rivière , les Bordue , tous zélés défenseurs de la doctrine de leurs maîtres. A la vérité il y a des crises imparfaites ; la nature , fatiguée par la longueur de la maladie , épuisée par sa violence , ou par celle de la mauvaise administration , ne peut pas transporter hors du corps toute la matière critique ; elle la dépose alors dans le tissu cellulaire , elle forme des dépôts funestes aux malades. Hypocrate le reconnoissoit bien , lorsqu'il se hâta d'appliquer le feu à Palamidas pour le sauver. Vallésius avoit aussi fait cette remarque. Morton , Sindeham et Restauram disoient que les urines et les selles sont les voies les plus sûres et les plus ordinaires des crises parfaites. Les médecins de ces jours se plaignent qu'elles sont devenues plus rares depuis Hypocrate jusques à nous; mais peu de médecins ont le courage d'avouer, ou le talent d'apercevoir que c'est à eux qu'il faut attribuer tant de crises imparfaites. La nature n'a-t-elle pas eu à essuyer une infinité d'assauts, depuis l'invention des premiers systèmes qui ont par malheur influé sur la manière de traiter les maladies ? Si quelques médecins ont brillé çà et là dans cette suite de siècles , c'est qu'ils ont suivi la doctrine du Père de la médecine. Que de maladies troublées dans leur marche par cette médecine herculesque , comme l'appelle Nichel ! Que de crises enlevées ou tronquées par cette foule de médecins que Stahl classe satyriquement sous la dénomination d'ennemis de l'humanité ! Les hommes n'ont pas changé , c'est la médecine ; qu'elle soit moins active, et la nature le deviendra ; alors, comme du temps d'Hypocrate, on observera des crises parfaites, comme lui. Hypocrate dit que, dans presque toutes les maladies, il y a quatre temps à observer : le commencement, qui est la fièvre ; le second temps, la nature travaille, il en fait une loi précise ; et dans le troisième temps il annonce la crise, et le quatrième temps, dit-il, pour la guérison. Voilà la différence qu'il fait de la coction avec la crise, qu'il ne faut pas confondre l'une avec l'autre. M. Broussonnet, célèbre professeur de Montpellier, dit expressément que, dans le temps le plus dangereux du malade, le médecin qui voit le moment dangereux, doit, comme interprète ordinaire de ses volontés et de ses besoins, consoler toujours, flatter, promettre comme ministre de l'art : la nature quelquefois, par ces secours moraux, triomphe de son ennemi.

Enfin nous avons tant parlé de nature dans les maladies ; expliquons ce qu'entendent les médecins et les philosophes par ce mot. Hypocrate n'attribue tous ses succès dans les maladies qu'à ce principe ; il les a consignés dans ses ouvrages sur les Epidémies. La nature suffit seule aux animaux pour toutes choses ; elle fait elle-même tout ce qui lui est nécessaire, sans avoir besoin qu'on le lui enseigne, et sans l'avoir appris de personne. Leclerc lui donne le titre de juste, lui attribue des facultés et de grands pouvoirs sur tous les corps des animaux. Toute la théorie d'Hypocrate rouloit sur ce principe, que la nature, à laquelle il attribue tant de pouvoir sur le corps, avoit le soin de veiller à notre conservation, de chasser les causes des maladies, après les avoir cuites. Galien trouva tous ces principes établis depuis plusieurs siècles, et soutenus par d'autres médecins grecs. La nature, dit-il, agit par elle-même ; c'est une faculté qui régit l'animal, ainsi que toutes les facultés de l'homme. Telle a été, jusqu'à Paracelse, la théorie qu'ils ont suivie. Plusieurs médecins Français, comme Houillié, Durel et Baillou, puisèrent dans Hypocrate même leur excellente théorie. Si donc ils ont eu quelques succès dans la pratique, ils les doivent aux soins qu'ils ont pris d'observer et de suivre exactement les mouvemens de ce fameux principe qu'ils appellent nature.

Mais qu'est-ce que la nature dont les anciens et les modernes, dans leur pratique, font tant de cas, et à laquelle ils attribuent tant de merveilles?

Empédocle croyoit que l'ame étoit le sang; Néron, le fer ou le soufre; Pythagore la faisoit consister dans le nombre; Aristote disoit qu'elle étoit l'entelechie, c'est-à-dire, un motus continuel. De façon que tous semblent convenir en ce point, que la nature est un principe actif et intelligent, qui veille à la conservation du corps où elle se trouve. La nature, dit Cicéron, est cette force ou faculté qui, sans être esclave de la raison, produit dans les corps tous les mouvemens qui y sont nécessaires. Hypocrate et autres se sont accordés à lui donner de l'intelligence, du sentiment et de la prudence même. Ces philosophes ont eu quelque raison de l'avancer ainsi, et ils n'entendent par le mot nature, que l'Etre suprême ou l'ame. D'autres philosophes l'ont nommée la Divinité ou l'ordre, les lois, les mouvemens qu'elle a établis dans l'univers, et les médecins ont donné à ce nom la signification d'ame.

Oui, l'ame veille jour et nuit, même pendant que le corps se repose; elle parcourt toutes les parties du corps qu'elle habite, le gouverne et en exécute toutes les fonctions ou opérations; et Hypocrate ajoute, dans le Livre 7.e de ses Epidémies, qu'elle tient de la Divinité.

Faisons quelques éloges de ces médecins qui pratiquent la doctrine d'Hypocrate. Galien, qui vivoit vers le milieu et à la fin du deuxième siècle de l'ère chrétienne, parle avec beaucoup d'estime de Démosthène, né à Marseille, élève d'Alexandre Philalète; Cricias étoit aussi de Marseille; un nommé Charmis, aussi de Marseille. L'histoire nomme trois médecins sous le règne de S. Louis, savoir : Robert, de Douai; Roger, de Provins; et Dudes, qui paroissent avoir suivi le Roi dans ses pénibles campagnes. Ceux que j'ai cités ci-dessus n'ont cessé de dire que tout praticien qui exerce la médecine sans consulter la nature, est un fourbe ou imposteur. N'oublions pas M. Frend, Mad hinxham, Pringle; en Hollande Boërhave, Gothe, Lhoxop; en Allemagne Hoffman, Haller, les médecins de Brissaw; en Italie Ramazinci, Lancisi, tous partisans de la même doctrine, et auxquels on doit donner les plus grands éloges sur l'art de guérir.

· Les médecins hypocratiques se plaignent que la médecine dégénère tous les jours; ils l'attribuent à deux causes principales : la première, d'avoir quitté la doctrine heureuse qu'avoit donnée un maître, pour se livrer à des hypothèses. Car enfin la médecine dans son berceau ne fut qu'un assemblage d'observations vagues et incertaines; elle cherchoit un maître. Hypocrate parut; ce vaste génie suivit à pas lents la nature, et marcha à grands pas dans la carrière de l'immortalité, en réédifiant un art dont les fondemens ne s'écrouleront qu'avec le monde. Il est encore temps de trouver des moyens d'abréger les souffrances des hommes où de prolonger leur vie; ayons recours aux observations, pourvu qu'elles soient exactement écrites avec sincérité. Nous avons des matériaux immenses, et nous pouvons tous les jours en acquérir de

nouveaux. Les ouvrages de la nature existent,
les observations ne tariront jamais. Combien la
médecine ne doit-elle pas aux Baillou et aux Sindeham, ces grands génies confidens de la nature ?
En suivant les traces d'Hypocrate, ils ont étendu
et perfectionné les connoissances de leur maître,
et sont devenus les flambeaux de leur patrie. Voyons
si nous pouvons trouver des moyens, à quelle
source pourrons-nous puiser ? Cette fontaine est
facile à trouver ; il faut que tous les médecins de
toutes les villes, ainsi que les chirurgiens ou officiers
de santé, fassent une réunion tous les mois dans
un lieu désigné, que chacun y porte le traitement
des maladies connues, ainsi que des nouvelles s'il
en existe, et le traitement qu'ils auront fait, avec
leurs observations ; qu'on en fasse de même dans
les chefs-lieux de canton, où les maîtres de l'art
se trouveront, et que le reste de la séance soit
consacré à la lecture des beaux ouvrages d'Hypocrate, de Baillou, Sindeham, Baillevi, Boërhave,
Galien ; que toutes ces observations soient rendues
publiques par la voie d'un journal. C'est alors
qu'on verroit de l'émulation de la part des maîtres ;
chacun voudroit paroître sur la scène avec distinction de ses progrès dans l'art de guérir ; on ne
seroit pas exposé dans la suite à trahir la confiance
publique ; plus les lumières seroient grandes, moins
les malades auroient à craindre sur leur état.

Ces préceptes sont recommandés par Polybe,
gendre d'Hypocrate, qui enseignoit la médecine
à ses disciples dans l'île d'Eubée, et qu'on nomma
le second Hypocrate. Celse, qui vivoit sous Ti-
bère. c'est-à-dire, trois cents ans après ce dernier,
déclare que le médecin qui ne partage pas son
temps entre la pratique et la théorie, est un aveugle
qui veut conduire un autre aveugle ; que l'un et
l'autre, si la nature ne vient à leur secours, tom-
beront dans le précipice.

Pendant que les Arabes tenoient en quelque sorte l'empire de la médecine et des sciences, deux Juifs composèrent, par ordre de Charlemagne, un livre qu'ils intitulèrent le Tacuit, livre extrêmement rare, mais qui renferme des préceptes, et dit : Le médecin qui ne consultera que sa pratique, et voudra être l'interprète de sa volonté, sera toujours malheureux dans l'exercice de son art.

La prise de Constantinople par les Turcs est, comme on le sait, une époque fameuse dans l'histoire des lettres. Les Grecs chassés de leur patrie trouvèrent en France des protecteurs qui les accueillirent ; ce qui fit renaître dans ces contrées le goût de l'étude et du savoir. Marcile Ficin, admirateur savant, traducteur de Platon, fut le premier médecin qui recommanda de ne jamais contrarier la marche de la nature dans les maladies. Celui qui le fait, s'expose à perdre toute confiance de la part de ses concitoyens.

Si c'est une consolation pour l'homme malade, de pouvoir avoir recours à un médecin éclairé pour le soigner dans sa maladie, quelle douleur profonde, lorsqu'éloigné de ces moyens, il est obligé d'avoir recours à celui qui n'a qu'une pratique vague et dangereuse à lui administrer, et dont on a tout à craindre pour l'avenir pour l'application des remèdes, sur-tout lorsqu'il n'a ni titre ni qualité !

Le plus grand de tous les vœux que l'homme puisse faire, c'est de prier de n'être jamais malade ; et pour cela, il faut consulter l'ouvrage d'Arnaud de Villeneuve, Régime sur la santé ; le Traité des alimens, par Lémery ; les Maximes de santé, par Messonnier ; le Bonheur de la vie, par d'Alincourt ; le Secret de retarder la vieillesse, par d'Alincourt ; la Manière de régler la santé, par Micher-Bisais ; l'Art de vivre long-temps, par

Jacques Mélot; la Prolongation de la vie, par
De Moginot; Messonnier, sur les effets du vin.
Ces médecins disoient :

« Plusieurs sont morts par intempérance;
» celui qui y prendra garde prolongera sa vie. »

Voyons les cas où les praticiens ordonnoient la
médecine agissante, c'est-à-dire, la saignée ou
l'application des sang-sues. Elle trouve, sous ce
rapport, une place utile dans l'état de pléthore,
état produit par l'usage des alimens succulens et
tirés des substances animales, par le défaut d'exercice et l'excès de sommeil, par la suppression d'une
évacuation sanguine habituelle, et que l'on connoît
par un pouls plein et fort, des veines bien mar-
quées dans un sujet qui n'est pas maigre, par un
teint assez rouge, une propension au sommeil,
de l'oppression en marchant, par des palpitations
accompagnées quelquefois d'une légère défaillance,
par des vertiges, sur-tout quand on baisse ou qu'on
relève tout-à-coup la tête, par des maux de tête
fréquens, auxquels on n'est point sujet, et qui ne
paroissent point dépendre du changement des digestions, par une espèce de démangeaison piquante
et générale, dès qu'on a un peu chaud, par des
hémorragies fréquentes qui soulagent. La saignée
convient dans les inflammations imminentes. Ainsi
l'on saigne avec succès le *synochus non putris*,
qu'on peut regarder comme tenant à un état d'inflammation imminente plutôt que réelle; et on voit
dans les Méthodes médicales de Galien, que ce
médecin saignoit même jusques à défaillance dans
cette circonstance.

Il est essentiel sur-tout d'appliquer ce moyen aux
inflammations formées; les tisanes, les lavemens,
les remèdes les plus délayans ne sauroient alors la
suppléer. Comment, en effet, sans la saignée, dis-

siper le foyer de l'inflammation et l'engorgement humoral qui l'accompagne ? Comment calmer la violence de la fièvre, et rappeler l'équilibre dans les fonctions ? L'omission, le moindre retardement dans l'emploi de ce remède peut être funeste; une hémorragie mortelle, une suppuration grave, la mortification de la partie en sont ordinairement les suites.

La saignée est si utile dans les inflammations, et sur-tout celle des viscères, que c'est une mauvaise marque quand elle ne soulage pas, ou quand il y a des circonstances qui obligent à la ménager.

La présence des menstrues ne sera point un motif pour ne pas saigner, si d'ailleurs elles coïncident avec une maladie inflammatoire très-aiguë. Quelques onces de ce liquide qui s'écoulent par l'utérus, ne peuvent être d'aucun soulagement là où plusieurs saignées sont nécessaires. On saignera également, à l'exemple du médecin Turpiel de Lamothe, chez une femme en couches, malgré les flux des vidanges, si l'accouchée est, à cette époque, affectée d'une inflammation aux entrailles, à la poitrine, qui réclame impérieusement l'emploi de ce moyen. La grossesse ne sera pas non plus une raison pour s'abstenir de la saignée; car l'expérience nous a appris qu'on pouvoit saigner non-seulement sans danger, mais même avec succès dans cet état; on sait, en effet, qu'il n'y a pas de moyen plus propre, soit pour prévenir l'avortement, lorsqu'un état de pléthore donne lieu de le craindre, soit pour dissiper les incommodités que la grossesse entraîne après elle; les maux de tête, les maux de cœur, les hémorragies du nez, les vomissemens opiniâtres, les palpitations de cœur, les gonflemens douloureux du sein, comme on peut s'en convaincre en consultant ceux qui ont écrit sur les accouchemens, Pujon, Levret,

Lamothe, Diventeur, Beaudeloque, tous grands maîtres.

Quoique la saignée ne convienne jamais mieux que dans les trois ou quatre premiers jours d'une maladie inflammatoire aiguë, ce ne seroit pas une raison de s'en abstenir après ce terme, si d'ailleurs les symptomes de la maladie l'exigent. On connoît l'exemple d'Hypocrate qui fit saigner au bras, le huitième jour, Anazion d'Albie, et le sauva ; celui de Triller, qui, le huitième jour de la maladie, fit tirer encore sept à huit onces de ce liquide, et retira ainsi son malade des bords du tombeau.

L'on saignera dans le cas d'inflammation des viscères accompagnée d'un pouls serré et petit et non développé. Ce pouls tient à un état d'oppression des forces, ou, pour mieux dire, à la violence des spasmes, qui marque la nature et le danger de la maladie. On doit, dans cette occasion, tirer ses indications des circonstances avec lesquelles coïncide ce pouls, de l'âge du malade, de l'état des forces du tempérament, du temps de la maladie, de l'ensemble des symptomes, de la constitution régnante. Il y a d'ailleurs un autre caractère que les auteurs ont indiqué, et d'après lequel on pourra peut-être parvenir à distinguer l'état de foiblesse apparente d'avec la foiblesse réelle ; il faut, lorsque la veine est ouverte, et que le sang coule, tâter le pouls du bras opposé ; si le pouls reste petit, et qu'il devienne tremblant et foible, les forces ne sont pas seulement opprimées, elles sont réellement éteintes ; il faut aussitôt fermer le vaisseau et arrêter la saignée. Si le pouls se relève, et qu'il devienne plus grand et plus fort à mesure que le sang coule, il faut en continuer l'écoulement. On saigne dans certaines hydropisies avec succès, non dans celles qui proviennent de la sérosité des humeurs et de la foiblesse du système,

mais dans celles qui tiennent à un état inflammatoire du sang, ou qui dépendent d'un état d'érétisme, de vaisseaux absorbés, ou de la suppression
de quelque hémorragie.

On saigne pareillement avec succès dans des cas
de violente contusion, de fracture ou de luxation
grave, de plaies considérables, de chûtes. Dans
cette dernière, l'âge de la vieillesse ne doit pas
être un motif pour ne pas saigner. Les vieillards
périssent le plus souvent, il est vrai, des suites
d'une des trois causes suivantes, d'une fluxion de
poitrine, de la diarrée, ou d'une chûte. Mais on
peut dire aussi que si la chûte a ordinairement
des suites aussi fâcheuses chez eux, c'est parce
qu'on est beaucoup trop timide sur l'emploi de la
saignée.

On saigne enfin dans les violentes douleurs ; ici
la saignée ne calme avec autant d'efficacité, que
parce qu'elle agit et comme évacuante et comme
révulsive.

Autre cas où il faut être médecin agissant ; il
faut être médecin agissant, toutes les fois que le
cours périodique d'une femme viendra à s'arrêter
par une cause quelconque, mais le plus souvent
pour avoir mis les pieds dans l'eau froide, et par
une suite de peur. Il faut dès-lors mettre en usage
la saignée du pied, l'application des sang-sues aux
grandes lèvres, aux vaisseaux hémorroïdaux. Il
paroît que le Père de la médecine avoit très-bien
distingué la dérivation avec la révulsion ; celle-ci
s'appelle dérivative : Si les humeurs, dit-il, portent
sur une partie non convenable, il faut les en détourner ; mais que si elles prennent un cours salutaire, on doit les aider en ouvrant le passage
vers lequel elles se portent.

Quelque robuste que soit un sujet, qu'on pose
en principe que, si les saignées ne sont pas in-
diquées,

diquées, elles lui nuisent; réitérées sans nécessité; elles affoiblissent, énervent, vieillissent; elles diminuent le mouvement progressif des humeurs, et par là elles engraissent d'abord, mais ensuite, en affoiblissant trop, et en détruisant les digestions, elles jettent dans l'hydropisie, elles dérangent la transpiration, et par là elles rendent catarrheux, elles affoiblissent le genre nerveux, et rendent encore par là sujet aux vapeurs, à l'hypocondrie, à tous les maux de nerfs. On a beau dire qu'on a quelques jours après autant de sang; c'est le sentiment de Tissot. L'on a bien la même quantité de sang, mais ce n'est pas un sang aussi bien élaboré que celui qu'on a tiré.

Disons un mot ici des maladies nerveuses. La médecine agissante doit avoir lieu; la saignée peut sans doute convenir dans plusieurs maux de nerfs, et elle a été de tout temps employée contre ces affections par d'habiles médecins. Capivatius guérit une femme qui avoit des accès histériques effrayans, et que l'on n'avoit jamais osé saigner avant lui. Rivière l'a également recommandée dans ces maladies.

Galien en a prouvé l'utilité par plusieurs observations. Stahl a rapporté plusieurs exemples de maladies nerveuses guéries par la saignée. L'on doit donc bien se garder de la rejeter, et l'on peut établir qu'elle sera nécessaire dans les cas suivans : 1.º toutes les fois que la pléthore générale sera cause de l'irritation du système; 2.º quand c'est un long échauffement, c'est-à-dire, une maladie inflammatoîre lente, qui, en ôtant le sommeil, en dérangeant toutes les secrétions, en irritant tous les vaisseaux, produit les maux nerveux.; 5.º lorsque quelque engorgement sanguin est le foyer de l'irritation, et il s'en forme souvent dans le cerveau et dans la poitrine; 4.º quand les con‑

D

vulsions longues et fortes paroissent porter le sang
sur quelque organe, où il se forme une inflammation ; 5.º dans le cas de quelques douleurs aiguës,
que les autres secours ne soulagent point, et qui
jettent le malade dans l'agitation, l'insomnie, les
convulsions ; 6.º dans beaucoup de sujets forts et
vigoureux, dont le siége du mal est dans le cerveau, comme aussi lorsque c'est par une hémorragie
supprimée.

Mais si les maux de nerfs proviennent de ca-
cochimie, d'acreté de bile, plus souvent d'épuise-
ment, de mucosité détruite, de relâchement et
d'érétisme, que d'excès de nourriture, de sura-
bondance de sang, d'inflammations ou d'engorge-
mens sanguins, on peut établir, d'une manière
assez générale, que les saignées ne conviennent
pas dans les maladies nerveuses. Il faut aussi ne
pas les admettre, lorsque le pouls est petit, mou,
foible, intermittent, et la peau pâle, ainsi qu'on
l'a observé dans les maladies foibles, et les jambes
enflées avec mollesse ; il faut alors tourner ses vues
vers les toniques, les cordiaux et les diurétiques,
appropriés suivant les circonstances.

On n'a vu et on ne voit jusqu'ici, dans la maladie qui afflige l'homme, qu'un être malfaisant
aux prises avec la nature médiatrice ; les armes de
celle-ci sont la fièvre, le champ de bataille est le
corps du malade. Sans nous embarrasser dans les
disputes, qui n'éclairent jamais la science, supposons, avec tous les médecins, un principe, un
être conservateur de la santé dans les animaux,
qui cherche à la réparer lorsqu'elle a été perdue.
Nous avons un problême à résoudre. Mettons en
avant des nombres imaginaires pour parvenir à
notre but, qui est la réalité. Hypocrate, selon
Prosper Martian, distingue trois temps ; de même
que Galien et Bordue : la fièvre d'irritation, la

coction , et la crise ou évacuation. C'est alors que
le médecin doit connoître ces trois temps pour agir ,
et voir par quelle voie la nature veut se débarrasser
de l'ennemi qui l'opprime : jusques-là le médecin
doit être expectant , et il ne mettra en usage la
médecine agissante , que quand il verra quelle est
la voie qu'elle choisit, et les médicamens qu'il faut
lui administrer de préférence pour parvenir à obtenir le salut du malade.

Nous avons parlé ci-dessus de médecins qui ont
écrit en faveur de l'homme pour le conserver en
santé. Mogniot dit : Fuyez, si vous aimez votre
santé , fuyez ces lieux où les eaux sans cesse crou-
pissantes , et des amas de matières fétides ou des
minéraux chargent l'air d'exhalaisons meurtrières.
Fuyez ces lieux où les hommes entassés les uns
sur les autres, s'empoisonnent mutuellement ; allez
respirer à la campagne un air libre et sain ; re-
nouvelez même souvent l'air que vous respirez dans
l'intérieur de vos maisons ; ce n'est que par là que
vous lui conserverez l'élasticité dont il a besoin
pour agir avec force sur votre corps , et que vous
le dépouillerez des corpuscules nuisibles. L'exercice
du cheval est très-recommandé par ce médecin.
Les personnes qui voudront encore s'instruire ,
n'ont qu'à consulter les auteurs ci-dessus nommés.
N'oublions pas encore le conseil que donne Hypocrate : Enfin, dit-il, le soin de conserver la
santé demande qu'on évite tout excès, quel qu'il
soit : excès de travail du corps ; il jette par une
trop grande déperdition du fluide nerveux , et
par le mouvement forcé des ressorts, dans une
foiblesse et une langueur mortelle : excès de travail d'esprit ; il empêche la nutrition et enflamme
le sang et toutes les humeurs : excès de repos ;
il produit une quantité de sang surabondante , et
laisse le corps accablé de matières superflues et

nuisibles : excès de plaisir des sens ; il n'est point
de plus grand fléau pour la santé ; on doit sur-tout
pratiquer la frugalité, elle est la mère de la santé ;
les alimens simples et reçus en petite quantité. Mais
notre goût corrompu et le plaisir de manger chargent notre estomac de mets empoisonnés par l'as-
saisonnement ; la digestion devient pénible ; il naît
de là des maladies cruelles, et par fois incurables.
On ne peut regarder comme véritables biens de
l'homme, que ceux dont la jouissance fait la perfection de sa nature, et lui procure une satisfaction
intérieure, qui, loin de cesser ou d'être altérée
par le dégoût, et corrompue par le repentir,
augmente par sa durée. Tels sont la santé du corps,
la connoissance de la vérité et l'amour de la vertu.
Toutes les autres choses qui sont dans l'univers ne
peuvent procurer un bonheur solide. Voilà ce que
prescrit le Père de la médecine pratique.

Un usage existe malheureusement de nos jours
dans presque toutes les maisons riches ; c'est de ne
faire qu'un repas toutes les vingt-quatre heures,
et ce repas d'ordinaire se fait à trois heures ou à
quatre heures après midi. Cette pratique est dangereuse et meurtrière. Il est incontestable, et bien
des praticiens sont de notre avis, notamment le
médecin Tissot, qu'un estomac fera beaucoup mieux
sa digestion, s'il ne reçoit que trois livres d'alimens, que s'il en reçoit six ; il faut en tout un
juste milieu. Les tuniques de l'estomac se trouvant
fortement pressées par une trop grande quantité
d'alimens, il peut en résulter des digestions imparfaites, des suffocations, et par suite des attaques
d'apoplexie. De là encore il faut, de toute nécessité, qu'en prenant beaucoup plus d'alimens,
on se livre à une plus ample boisson ; vins de
différentes qualités, liqueurs, café, choses très-
échauffantes, capables d'enflammer ou d'énerver

l'estomac, et par suite conduire à des maladies mortelles. Autre pratique qui est aussi dangereuse, c'est de se coucher dans le lit, et de fermer exactement les rideaux pour que l'air ne puisse absolument pénétrer dans l'intérieur. Si l'homme qui se trouve dans le lit couché, vient, par quelque accident, à se trouver indisposé, l'air ne seroit-il pas un grand secours pour le faire revenir ? Qu'on se représente un homme frappé par une vapeur méphitique ; un médecin appelé pour lui donner ses soins, trouve le malade sans connoissance, dans un état apoplectique ; il doit aussitôt le faire transporter dans un endroit où il y ait un courant d'air vif et animé, où il puisse bien respirer, c'est-à-dire, librement ; l'air reçu dans la poitrine rétablira le jeu du poumon ; tous les vaisseaux, tant sanguins que lymphatiques, reprendront leur mouvement ; le cerveau à son tour deviendra libre ; le médecin alors pourra, suivant la force du pouls, faire saigner le malade. L'air est absolument nécessaire à l'homme, tant dans l'état de sommeil, que dans l'état de veille. L'état d'un homme tel que je viens de le décrire, demande la médecine agissante.

Des circonstances dans les maladies se présentent d'une nature si différente et sous tant de formes, lorsque c'est, par exemple, une maladie interne produite par une humeur morbifique, et ensuite une fièvre considérable produite par une plaie faite avec une arme à feu sur une partie.

L'observation que je vais mettre à jour s'est passée sous mes yeux, le 3 mai an 4 de la république. Le sieur François Toulouse, dit la Digorce, de la commune de Trausse, étant allé à dix heures du soir dans la garrigue avec plusieurs de ses amis, pour garder un fourneau de charbon, sous prétexte qu'on le lui voloit, d'autres citoyens venant d'un autre côté opposé, tirent un coup de fusil; le sieur Toulouse est atteint au bras gauche, au milieu de l'articulation; la balle fit son entrée à la partie interne, et sortit en dehors avec un grand fracas des os et rupture de tous les gros vaisseaux. Il survint hémorragie considérable; ses amis à l'instant le portèrent chez lui. Dans ce long trajet il perdit presque tout son sang. Je fus mandé à l'instant pour lui donner mes soins. Le trouvant dans une foiblesse extrème, par la quantité de sang qu'il avoit perdue, je pris alors les moyens propres pour arrêter l'hémorragie, et préparer ensuite les autres secours pour ranimer les forces perdues. Bouillons faits avec la moitié d'une poule, et autant de bonne gigue de mouton. Dans cet état des choses, trois jours après, une fièvre bilieuse se déclare; dès-lors un médecin est appelé; d'après l'état des choses, il déclare un pronostic très-dangereux. Il ordonna plusieurs remèdes, comme délayans, adoucissans et narcotiques. Plusieurs jours se passèrent dans le même état; le neuvième, le malade se trouva mieux, mais l'hémorragie reprit avec force. Il fallut de nouveau se servir de l'agaric de chêne. Jusques au quinzième jour, les choses se passèrent dans le même état; le seizième, le médecin se prononça fortement pour l'amputation du bras au-dessus de l'articulation. Je m'y oppose avec force, ayant confiance à mes soins et aux ressources de la nature. Continuant les pansemens pendant deux mois, retirant insensiblement les petits os fracassés, je parvins à faire cicatriser la plaie. Ledit Toulouse suivit un régime, et prit plusieurs petits remèdes, qui furent variés suivant les circonstances, et par ce moyen il parvint à une guérison, et à se servir de son bras pour tous les travaux qu'il est obligé de faire à la campagne. Il vit encore, et si j'avois fait l'amputation et suivi le conseil du médecin, il seroit sans bras et peut-être sans vie. Je conviens que, d'après les règles de l'art, il y avoit indication à la faire; mais aussi, s'il est permis de craindre, il faut toujours espérer. Cette maladie demandoit dans son principe la médecine agissante, à cause de l'hémorragie, et d'un autre côté la médecine expectante, pour combattre la maladie interne. Il faut, dans des cas semblables, beaucoup de prudence de la part du praticien. La nature a beaucoup contribué à la guérison.

Il est temps de parler et de dire quelques mots de l'état de la femme considérée dans l'état de grossesse. La femme est destinée non-seulement à coopérer à l'acte de la génération, mais encore à recevoir, à conserver et à nourrir le produit de la conception. La nature dans ces fonctions la fait marcher sans cesse de révolution en révolution et à travers des variations infinies, jusqu'à l'époque souvent orageuse de la cessation des règles, qui lui promet enfin une vie longue et tranquille. A peine, en effet, est-elle sortie de l'enfance, qu'il s'établit en elle un nouvel ordre de fonctions; le système asuel, jusques alors sans influence, s'é- veille et devient un nouveau centre d'action et de sensibilité; de ce foyer s'élancent des irritations qui se dirigent vers toutes les parties du corps; l'effet de cette secousse générale est d'imprimer une nouvelle vie, et de déterminer des affections morales analogues aux fonctions que la femme est destinée à remplir. Aussi ce tumulte des sens qui l'agite, les tendres inquiétudes qui la font réfléchir, la volupté qui lui sourit, les plaisirs qui l'éblouissent, viennent-ils l'avertir des desseins de la nature, et l'inviter à s'abandonner au charme séduisant qui enchaîne toutes ses facultés. En vain pour s'opposer au torrent des passions, la pudeur appelle la raison à son secours, la nature l'em-

porte , l'amour triomphe , et laisse des preuves de
sa victoire. Les médecins qui considèrent incessamment les actions de la nature , sont frappés
de trouver nombre d'observations en médecine ,
qui font connoître des hommes qui ont été pères
à dix ans, et des femmes de neuf ans qui ont été
mères. Joubert , médecin de Montpellier et l'un
des savans hommes de son temps , a vu en Gas-
cogne Jeanne de Pierie qui fit un enfant à la fin
de sa neuvième année. Cette histoire n'est point
seule. Le médecin Venète nous rapporte , dans
son ouvrage, à la page 111 , que Saint Jérôme
a laissé par écrit qu'un enfant de dix ans rendit
enceinte une nourrice avec laquelle il coucha
quelque temps. Beaucoup de médecins sont d'avis
qu'un enfant prématuré , à dix ans , peut donner
de la semence. Les politiques qui considèrent la
durée d'un état florissant , ne sont pas d'avis de
marier , ni à dix , ni à douze , ni à quinze ans ,
les jeunes gens ; cela ne peut produire qu'une génération foible et de peu de durée ; aussi Aristote
et Platon , ces deux grands génies de l'antiquité ,
ne permettoient pas de se marier avant l'âge de
trente ans. Aussi Gatien fit une loi par laquelle
il établissoit la perfection d'un homme à cet âge-là.
Oui , les lois des philosophes sont belles , celles
des Empereurs aussi. Mais lorsque la loi de l'amour
d'une jeune fille est rendue , elle prévaut sur toutes
les lois civiles ; rien ne peut empêcher son exécution. Son teint couleur de rose , ses yeux per-
çant les endroits les plus obscurs , son sein relevé ,
sa démarche hardie , ses paroles précipitées annoncent un air de fierté. Ainsi , dit un autre philosophe , rien ne peut intervertir cette loi de la
nature. Le même docteur Venète dit qu'il est aussi
difficile d'arrêter la loi de l'amour , comme si un
homme vouloit arrêter le vent entre deux portes.

Joignons à ces attraits séduisans de la femme , sa foiblesse naturelle ; on n'a qu'à lui parler avec tendresse , elle répond avec bonté ; on n'a qu'à lui dire qu'on soupire après elle , ses yeux versent des larmes ; on n'a qu'à lui offrir un verre d'eau , elle vous offre un verre de liqueur ; enfin si on lui serre la main gauche , elle ne veut plus séparer la main droite. La rose si désirée est cueillie , le physique et le moral de la femme ne sont plus les mêmes. Tout ce qui annonçoit la joie , s'est changé en tristesse ; le dépôt dont elle s'est chargée , joint à sa bonté , fait qu'elle en prendra le plus grand soin , à cause des suites dangereuses qui peuvent survenir. Voyons si nous pourrons reconnoître le moment où la femme a conçu cet état , cette amitié , par l'instant de la commotion qui le commence , et par celui qui le termine. La cessation des règles n'est pas un signe de conception ; il y a des femmes qui ont leur cours tout le temps de la grossesse. M. Petiot , médecin et professeur de Montpellier , a vu une femme qui étoit réglée tout le temps de sa grossesse. Une femme de ma connoissance est aujourd'hui dans le même cas , d'après le rapport que m'en a fait son mari. Voyons de chercher d'autres signes. Plusieurs femmes sont averties de l'instant de la conception , par un frémissement particulier ressenti dans la région de la matrice , par de petites douleurs qui se dirigent vers l'ombilic , par un état de spasme et de chaleur vaguement répandue dans l'abdomen , les aînes et la partie supérieure des cuisses. Il est aussi des femmes qui ignorent absolument qu'elles sont devenues grosses , et qui ne commencent à s'en douter qu'à l'époque du retour de leurs règles. Ordinairement dans les premiers jours qui suivent la conception , la matrice qui s'enfonce dans l'excavation du bassin , entraîne avec elle les intestins.

Ce n'est que vers le quatrième mois qu'elle s'élève
et se prononce au-dessus du pubis. Passons aux
signes consécutifs : vers le deuxième mois, la femme
sent des frissonnemens partiels et généraux, des
spasmes, des convulsions, des douleurs vives dans
les mamelles, des douleurs de tête, quelquefois
permanentes, quelquefois momentanées ; des cou-
leurs au visage, souvent au contraire des pâleurs ;
l'enfoncement des yeux, la couleur jaune et livide
des paupières, un changement manifeste dans la
physionomie, en sorte que le nez semble s'alonger,
et que l'ouverture des yeux et de la bouche semble
s'agrandir. On observe en général dans tous les
traits un air de composition qu'il est impossible de
rendre, mais que les femmes connoissent bien. Les
femmes grosses ont une propension au sommeil,
des vertiges, des éblouissemens, des tintemens
d'oreilles, des syncopes, des nausées, des vomissemens, des appétits dépravés, des désirs extraor-
dinaires. Si dans ces circonstances la femme est
d'un tempérament sanguin et vigoureux, il ne faut
pas différer de la saigner. Si la femme, par la
simple émotion, entre dans des affections nerveuses,
comme font les femmes des villes, il faut alors
les combattre avec avantage par les relâchans,
souvent par les calmans ; les révulsifs topiques sont
très-dangereux, et décident l'avortement. On peut
mettre en usage les lavemens. Enfin le temps de
l'accouchement s'approche ; l'enfant lui frappe ; le
côté douloureux survient ; les eaux commencent à
couler pour humecter, élargir le passage ; et si
l'accouchement n'est malheureux, en moins d'une
heure elle se délivre. C'est alors que l'on doit
considérer la pudeur d'une femme qui accouche,
et que l'on doit avoir pour elle de la pitié et de
la vénération, à cause du mal qu'elle souffre, et
du péril où elle se trouve exposée ; à cause de

l'honneur qu'elle a d'être l'origine et la source des beaux ouvrages de la nature et le soutien des familles. La grossesse est une espèce de maladie ; les accidens qui arrivent aux femmes grosses, en sont comme les symptomes, et l'accouchement en est comme la crise. La nature opère seule, et conduit à la guérison. Le médecin dans ce cas doit considérer cette maladie dans la classe de médecine expectante, hors le cas où, au moment de l'accouchement, par un vice de mauvaise conformation ou autre accident, alors la médecine agissante doit avoir lieu de toute nécessité. Ceux qui voudront s'instruire plus philosophiquement sur cette partie, n'ont qu'à lire l'ouvrage de Roussel et de Sèze. J'ai omis de dire quel est le temps le plus propre à la génération. Venète, Mauriceau, Hypocrate, Levret, traitant des accouchemens, disent que c'est immédiatement les jours qui suivent les cours périodiques ; je crois qu'on peut, sans la moindre difficulté, adhérer à leur avis et confirmer le même jugement.

Une des plus cruelles maladies attaque les hommes les plus forts et bien souvent à la fleur de l'âge ; cette maladie est appelée fièvre maligne à cause des symptomes dangereux qu'elle présente ; voilà d'où vient qu'on lui a donné le nom de maligne. En effet, au premier abord on voit le malade non point abattu, mais terrassé, signe certain d'un danger imminent qui prouve que la nature est totalement opprimée ; le délire, l'assoupissement comateux, soubresauts dans les tendons, douleurs vers l'orifice de l'estomac avec envie de vomir, les hypocondres douloureux, la tête extrêmement affectée par une douleur très-vive, tous ces symptomes si multipliés et alarmans ne peuvent que porter le plus grand découragement non-seulement chez le malade, mais encore au médecin, vu le dànger que la maladie présente ; ici il ne s'agit plus d'être médecin expectant, il faut agir, on a quelquefois vu des malades périr au deuxième ou troisième redoublement ; il faut être attentif, et voir sur quelle partie la nature veut déposer la matière morbifique ; si les redoublemens sont trop violens, après avoir tempéré, faire prendre le quinquina à forte dose ; la tête fortement prise indique quelquefois la saignée, mais avec prudence ; bien souvent il y a contre-indication ; à cause de la grande foiblesse du malade, il faut quelquefois se tourner du côté des cordiaux ; le vomissement n'est quelquefois qu'un symptome d'irritation qu'il ne faut pas confondre avec la cause principale qui a donné lieu à la maladie ; la vélocité ou la trop grande élévation du pouls, beaucoup de chaleur dans la peau et dans l'intérieur du corps, de la sécheresse dans la langue, les douleurs à l'estomac ou au bas ventre sont des contre-indications pour les émétiques, dans quelque période que ce soit ; on doit y suppléer par des apozèmes laxatifs ; si ce sont des matières bilieuses exaltées sur les membranes nerveuses, les délayer ou trouver ces propriétés réunies dans plusieurs fruits acides ; les prunes de damas, les baies de sureau, de casse, les tamarins, on peut associer le petit lait ; si on reconnoît des signes de vers, il faut faire une mixture d'huile d'olive fine ou d'amande douce, un des jus de citron ou de limon, et autant de sucre, évitant les vermifuges capables d'entraîner un surcroît d'irritation dans le genre nerveux. Dans le second ou troisième temps de la maladie, il est des cas où la nature défaillante et prête à succomber demande d'être ranimée par des puissans cordiaux : prendre confection d'hyacinte et du lilium de Paracelse, de chacun un gros ; demi-gros confection d'alkermès ; sirop d'œillets et de corail,

de chacun six gros ; des eaux distillées, d'impé-
ratoire, de chacun deux onces ; le tout ensemble
pour donner une cuillerée de deux en deux heures ;
on doit travailler ensuite fortement à déterminer la
dérivation de la matière morbifique vers les parties
où il y a moins de danger de l'arrêter, et à la
détourner de celles sur lesquelles elle ne peut
faire que des impressions très-fâcheuses, sur-tout
de la tête et de la poitrine ; si c'est sur la peau
par des éruptions, il faut appliquer des attractifs
composés avec des herbes émollientes, des fleurs,
des farines résolutives, dans lesquels on fera entrer
le vinaigre, cela conviendra mieux quand il y aura
beaucoup de chaleur ; ou des sinapismes composés
de vieux levain de farine et de moutarde, ou de
rue fraîche et de sel ; si c'est par le canal intestinal,
les potions huileuses, les légers purgatifs ou de
légers lavemens ; si c'est sur la tête directement,
les vésicatoires puissans, alors, doivent être mis
aux jambes ; si les urines sont abondantes, il faut
des diurétiques, la racine de fraisier, le sel de
nitre ; s'il y a oppression de poitrine on donnera
le looch composé de parties égales d'huile d'amande
douce, d'oximel scillitique, de sirop d'althéa ou
de violettes, joint les fleurs pectorales, le tout
donné par cuillerées d'heure en heure ; si les
parotides paroissent, il faut appliquer des cata-
plasmes anodins et émolliens. Dès que l'on s'aperçoit
par des signes favorables que la nature prend le
dessus, on doit aider ses mouvemens ; c'est à la
prudence du médecin de voir l'indication qu'elle lui
présente ; on sait combien le découragement et
le désespoir accompagnent certaines maladies
dangereuses qui annoncent presque toujours la
mort ; on s'abuseroit de croire que ces affections
sont la cause du péril, il est évident qu'elles en
sont l'effet, puisqu'on les rencontre chez des

personnes d'une ame forte, et qui ont bravé la contagion ; j'ai vu une fille de quinze ans attaquée d'une maladie de langueur qui abrégea ses jours par une erreur dans le régime ; tourmentée par des suites d'une indigestion , elle étoit sur les genoux de sa mère lorsqu'une de ses parentes entra ; elle lève la tête et de l'air le plus désespéré elle s'écrie : que la mort est terrible ! Sa parente lui répond pour la consoler , que la mort est encore loin d'elle ; mais la malade lui répond : Non , elle est là ; elle penche la tête et expire. Il faut, comme nous l'avons déjà dit, donner beaucoup d'espérance au malade , c'est un des plus grands remèdes que l'on puisse administrer ; la maladie que je viens de décrire ci-dessus est très-dangereuse par elle-même , il faut beaucoup de prudence de la part du médecin , il ne faut pas trop employer de remèdes au commencement , la nature est très-foible , il faut la secourir , et suivant les circonstances. Dans la suite vers le troisième temps on opère.

Un de mes confrères, je ne sais point s'il est médecin , ou philosophe , ou physicien , qui , sans charité pour moi, publie et dit : Voyez Monsieur Tallavignes s'il a guéri le nommé Louisat ! S'il avoit dit : Monsieur Tallavignes n'a vu le malade que quinze jours après qu'il a été dans son lit, et trois jours seulement avant sa mort ; il n'a eu le temps que de lui donner une seule potion faite avec deux onces d'huile d'amande douce, deux onces eau de menthe et un grain kermès minéral ; le lendemain il se trouva aller mieux , et par imprudence sa femme lui donna une soupe au vin. Ce confrère n'a point dit : Monsieur Tallavignes a guéri la fille de la Fourtine , des ulcères qu'elle avoit aux jambes depuis son enfance. Il ne dit point qu'il a guéri le neveu de Bardou,

qui ne pouvoit point absolument marcher, à cause
des plaies aux jambes avec carie aux os. Il ne
dit point : Il guérit la femme de la Fortemain ,
de deux tumeurs aux aînes , qui ont exigé un
traitement de six mois. Il a oublié de dire qu'il
guérit le fils de la Peyroune , d'une tumeur au
genou , qui a exigé deux mois de pansemens.
Il garde le silence d'un autre traitement fait à la
femme de la Frise , à une main qu'il fallut de
grands soins pour éviter de lui faire l'amputation.
Il garde encore le silence au sujet d'une femme
qu'on appelle Raguette , des plaies aux jambes ,
guérie après trois mois de traitement. Enfin tout
le monde a su que M. Manuel avoit gangrène
aux jambes , et qu'il est parfaitement guéri après
six mois de soins.

Disons quelques mots sur les bonnes qualités
et le désintéressement que doit avoir un médecin
en pratiquant son art. Il est bien plus avantageux à
un médecin qui a du savoir et de la probité ,
d'agir avec sincérité , que de se laisser conduire à
l'avidité du gain sordide ; il est bien plus séant
d'envisager l'utilité publique que la sienne propre ;
une médiocre fortune qui est bien acquise ne
cause aucun repentir , car on peut quelquefois se
contenter de peu et de grands biens ne satisfont
pas toujours la cupidité de ceux qui les possèdent ;
peu de choses suffisent pour mener une vie commode
et réglée , et il est rare que le nécessaire manque
absolument aux gens de bien , au lieu que dans
le désir d'augmenter des superfluités , les soins
et les inquiétudes qu'il faut prendre n'ont jamais
de fin , les plus grandes peines ne sont point
ennuyeuses , les rapines n'ont point de terme ;
comme si cette funeste illusion qui accompagne
toujours les avares , les condamnoit à être pauvres
dans l'opulence , indigens dans l'abondance , à

passer toute leur vie dans l'agitation, et à ne jouir de rien avec tranquillité.

Il me semble entendre quelques détracteurs, ennemis de l'ordre social, publier que ce qui est exposé dans cet ouvrage n'est qu'un jeu d'enfant. Si c'est un homme de l'art, je pourrois trouver l'occasion de lui répondre auprès de quelque malade. Si c'est un autre homme, je pourrois lui dire encore : Un citoyen est entré dans la carrière des armes ; il ne connoissoit point le fusil ; cependant en parcourant cette carrière, il est devenu Maréchal de France. Qu'on jette des fleurs, tant qu'on voudra ; je sais qu'elles seront couvertes du sel de la satire et de la plaisanterie. Je mettrai ces fleurs dans un vase fragile ; je l'enverrai avec cette inscription : Mépris à l'auteur.

Un décret divin a été rendu, tout ce qui naît est sujet à la mort, tout ce qui meurt a joui de la vie ; l'idée d'existence emporte avec elle celle de destruction : naître, vivre et mourir, se composer et se décomposer, voilà les lois générales et universelles de la nature.

La brièveté de la vie s'écoule rapidement ; la grande pompe des équipages n'est pas nécessaire pour rendre ce départ agréable, et il ne faut pas faire de grandes provisions pour un si court voyage.

Je crois qu'on ne peut mieux employer le temps de sa vie, qu'en le passant tout entier à faire du bien, et que le sage ne doit pas se plaindre de la mort de son corps, quand elle est suivie de l'immortalité de son ame. Car nous serons surs de vivre éternellement, quand nous serons affranchis de cette vie mortelle ; voici ce que dit là-dessus le philosophe romain, dans son Traité de la vieillesse, lorsque dans un âge déjà avancé, plein d'espérance et de consolation, son esprit aspirant aux joies de l'éternité, il faisoit éloquemment l'éloge de la vieil-lesse :

lesse : Si je me trompe , dit cet excellent homme ,
en croyant les ames immortelles , je me trompe
avec plaisir , et je serois fâché d'être détrompé ,
pendant ma vie , d'une erreur qui me plaît infiniment.

Voici ce que dit un philosophe grec : Ni la
nature , ni l'art ne peut m'affranchir de la mort ;
je suis certain que mon corps est fait d'une substance matérielle , mais douée d'un être sensitif et
actif , qui est l'ame , dont les facultés ne sont plus
dans les rapports nécessaires avec les matières qui
avoient autrefois cette propriété , et qui abandonne
l'espace , ce corps qu'elle occupoit , et passe de ce
milieu où nous habitons , dans un autre qui a
plus d'analogie avec sa manière d'être. La mort ,
si effrayante pour l'homme qui a le sentiment rai-
sonné de son existence , cette émigration si dure ,
si pénible par l'appareil qui l'accompagne , par
l'ignorance et le doute de ce qu'elle peut être ,
et sur-tout par la crainte affreuse de n'exister plus ;
la mort , dis-je , arrive enfin , et l'homme , s'il a
profité du temps pour sa culture , va moissonner
les fruits qu'il a semés.

FIN.

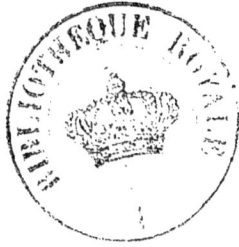

www.ingramcontent.com/pod-product-compliance
Lightning Source LLC
Chambersburg PA
CBHW071753240925
PP17089400001B/30